孙晶丹 主编

营养师不说你不懂

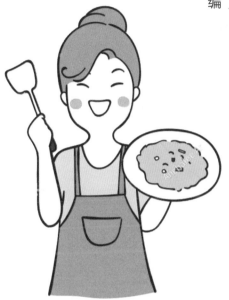

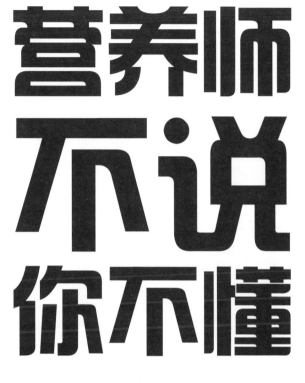

怎样越吃越健康？
听听营养师的建议

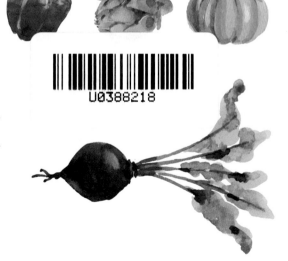

黑龙江科学技术出版社
HEILONGJIANG SCIENCE AND TECHNOLOGY PRESS

图书在版编目（CIP）数据

营养师不说你不懂 / 孙晶丹主编 . -- 哈尔滨：黑
龙江科学技术出版社，2019.1
ISBN 978-7-5388-9903-0

Ⅰ . ①营… Ⅱ . ①孙… Ⅲ . ①饮食营养学 Ⅳ .
① R155.1

中国版本图书馆 CIP 数据核字 (2018) 第 271884 号

营养师不说你不懂

YINGYANGSHI BU SHUO NI BU DONG

作　　者	孙晶丹
项目总监	薛方闻
责任编辑	李欣育
策　　划	深圳市金版文化发展股份有限公司
封面设计	深圳市金版文化发展股份有限公司
出　　版	黑龙江科学技术出版社
	地址：哈尔滨市南岗区公安街 70-2 号　邮编：150007
	电话：（0451）53642106　传真：（0451）53642143
	网址：www.lkcbs.cn
发　　行	全国新华书店
印　　刷	深圳市雅佳图印刷有限公司
开　　本	720 mm × 1020 mm　1/16
印　　张	13
字　　数	180 千字
版　　次	2019 年 1 月第 1 版
印　　次	2019 年 1 月第 1 次印刷
书　　号	ISBN 978-7-5388-9903-0
定　　价	39.80 元

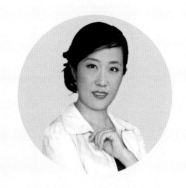

孙晶丹

营养专家、高级营养顾问、国际药膳师
从事临床营养、学生营养工作近20年

营养与健康

生活中我们关注的中心主题就是"健康"，健康的饮食方式、健康的生活习惯等等。它们总会让我们格外留心，毕竟与我们的生命息息相关。

古语有云："祸从口出，病从口入。"随着我国经济的发展和物质生活水平的提高，人们在生活中养成了不少不利自身健康的不良饮食习惯。首先，可能与餐桌上的诱惑越来越多有关，香辣油炸食物更能刺激我们的味觉，特别是垃圾食品，但它们的营养价值很低，甚至是诱发疾病的元凶，因此在垃圾食品面前必须要管住自己的嘴巴，尽力避免与快餐为伴。其次，工作与生活压力导致的熬夜加班或饮食不规律都会影响机体对营养的吸收，并且损害机体的代谢功能。最后，由于生存环境的日益恶化，我们的身体健康正面临着前所未有的威胁。因此，正视健康问题显得尤为迫切。

本书作为一本营养健康指南，几乎面向所有年龄层的人群——婴幼儿、少年儿童、青少年及成人，书中围绕不可不知的营养常识、餐桌上的营养真相、轻松解读营养素、不同疾病饮食处方、不同人群的营养指南等五个方面来讲解健康饮食的相关知识。无论是一日三餐的饮食注意事项，还是常见疾病的饮食调养，又或者是不少读者朋友关心的问题都会得到一一解答，比如重要营养素的主要功效、身体缺乏时的常见症状、饮食上如何补充等。希望读者能主动提高健康饮食的意识，不要忽视饮食中的小细节，这样摆脱让身体产生不适的困境也就变得非常简单，健康自然就能常伴左右。

健康不仅是天生的，还会受人为因素的影响，而饮食在其中扮演着重要的角色。如果想要获取健康，就从饮食着手吧，多掌握一些营养常识，多花点心思，做到吃对食物，不挑食，食物多样化。最好能够多花点时间，做一些美味又健康的菜肴犒劳自己。

　　适时适量的进食是健康生活的重要保障，但每个个体都是特殊的存在，日常饮食也要根据自身的实际情况进行细微的调整。抱着与读者分享健康饮食心得的想法，我们希望读者能从这本书中受益。

　　从爱饮食、爱生活到懂饮食、懂生活的跨越并不是短短几个字就能够说清楚的，想要拥有健康的体魄，关键还是将均衡饮食的准则牢记心间。了解食物的营养功效、健康搭配，这样在健康饮食的道路上就能够少走弯路，掌握祛病强身、提升智力、瘦身排毒、美容养颜的饮食法则就能为身体多增添一份健康保障。

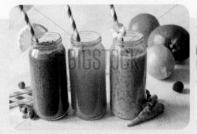
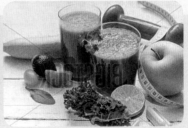

目 录
Contents

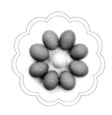

Chapter 1
不可不知的营养知识

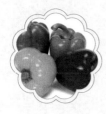

Chapter 2

餐桌上的营养真相

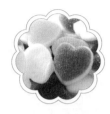

Chapter 3

轻松解读营养素

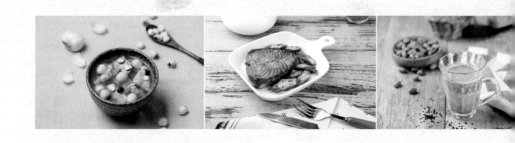

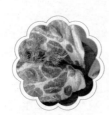

Chapter **4**
不同疾病营养处方

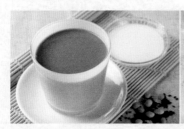

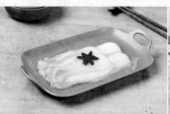

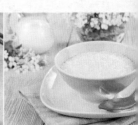

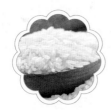

Chapter 5

不同人群的营养指南

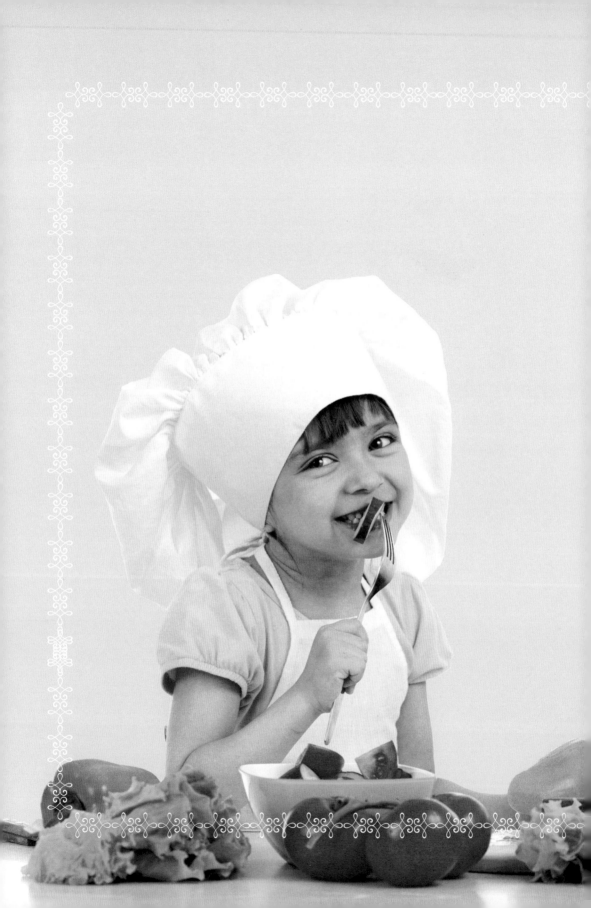

Chapter
1

不可不知的营养知识

　　我们每天都和饮食打交道，但却并没有完全掌握科学的饮食营养知识，我们为什么要吃呢？怎样吃才营养呢？吃什么对身体好呢？只有对这些问题进行深入的探究，健康的难题才会迎刃而解。

01 / 人体为何需要营养

　　人要生存就离不开食物，饮食是一切动物的本能。生命的整个过程都离不开营养，每个人在母亲的肚子里时就开始获取营养物质，在婴幼儿时期、青少年时期、中年、老年等人生的每一个阶段都需要营养物质作为支撑。营养像一位默默无闻的园丁，用心打点着身体的每一处，输送养分、供给能量……为身体的成长、智力的发育、充足的活力提供有力的保障。

　　食物中的营养素是机体细胞生长、发育、修补和维持身体各种生理功能所需要的原材料，是人体新陈代谢的物质基础，也是提供人体生命活动所需要的能量。人体必需的营养素有 40 多种，其中六类物质最重要，被称为六大营养素，即蛋白质、脂肪、糖类、维生素、矿物质和水。其中糖类、脂肪和蛋白质在食品中存在和摄入的量较大，称为宏量营养素或常量营养素，而维生素和矿物质在平衡膳食中仅需少量，故称为微量营养素。不少学者把膳食纤维并称为第七类营养素。

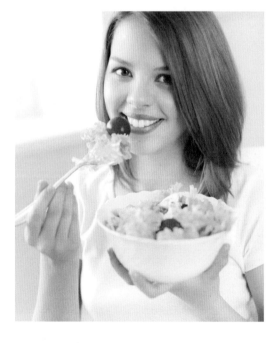

　　各种营养素的作用既相对独立又相互补充。想要打造健康的体魄就不能忽视营养的重要性，需注重日常保养，饮食应均衡，生活要有规律。如果营养不足就会导致身体虚弱、多病，相反，营养过剩及营养不平衡也会危害人体健康。生活中有很多人把健康交给了医生，平常生活中不注意，等到有病痛时就依赖药物和手术，这显然是不可取的，及时、合理的营养补充，健康才会常伴身边。

02 / 营养来自每天的饮食

　　中国古代名医孙思邈曾说："安身之本，必资于食，不知食宜者，不足以存生。"千百年来，无论是哪一个朝代，上至宫墙庭院的王侯将相，下至街头小巷的平民百姓都从饮食中寻找健康的秘方，并通过长期实践总结出经验。

　　健康是人类永恒的话题，它与人的基本生存状态息息相关。保健品只能在某一时期发挥作用，长期食用并不是上策，但每天从优质食物中吸收的营养却是长久的强身健体的"良药"。

　　食物的种类繁多，包括谷物类、豆类、蛋类、蔬菜类、水果类、干果类、水产类、肉类、饮品类、调味品及各种油类等，其所含的营养物质丰富多样，除了含有丰富的基本营养素（即蛋白质、脂肪、糖类、维生素和矿物质等）之外，还含有种类繁多的生物活性成分（多酚类化合物、有机硫化物等），随着科学研究的深入，食物中的更多优点还会被挖掘出来，健康饮食犹如一名侍卫守护着我们的身体。

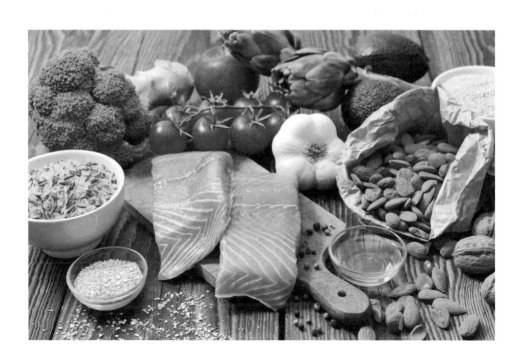

03 / 什么是营养平衡

　　我们都知道，食物能给身体补充营养，合理的营养能促进机体的正常生理活动，改善机体的健康状况，从而增强机体的抗病能力，提高免疫力。当膳食所提供的营养（热能和营养素）和人体所需的营养恰好一致时，即人体消耗的营养与从食物中获得的营养达成平衡时则称之为营养平衡。

　　随着社会的进步、经济的发展，人们的生活水平有了很大的提升，特别是人们的膳食、营养状况有了明显的改善，从温饱问题到营养问题、健康问题，人们在饮食中关注的重点也有了很大的变化。近年来，营养缺乏或营养不良问题导致的患病率明显下降，但营养过剩和营养失衡的情况却日益增加，暴饮暴食导致的心血管疾病、癌症以及不良的偏食情况等都严重影响人们的生活。有益的平衡膳食讲究营养素的种类齐全、数量合理，能有效改善营养不足和营养过剩的问题，是强身健体的制胜法典。

　　中国营养学会与中国预防医学科学院营养与食品卫生研究所提出了食物定量指导方案，并以宝塔图形表示。

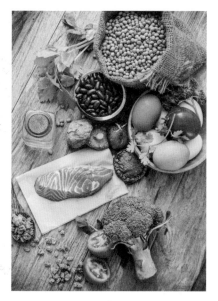

　　平衡膳食宝塔共分五层，涵盖了我们每天应吃的主要食物种类。宝塔各层位置和面积不同，这在一定程度上反映出各类食物在膳食中的地位和应占的比重。谷类食物位居底层，每人每天应吃 300~500 克；蔬菜和水果占据第二层，每人每天应吃 400~500 克和 100~200 克；鱼、禽、肉、蛋等动物性食物位于第三层，每天应吃 125~200 克（鱼虾类 50 克，畜禽肉类 50~100 克，蛋类 25~50 克）；奶类和豆类食物合占第四层，每人每天应吃奶类及奶制品 100 克和豆类及豆制品 50 克；第五层塔尖是油脂类，每人每天不超过 25 克。

04 / 怎样做到营养平衡

中国有着博大精深的饮食文化，很久以前，人们就已经总结出健康的饮食规则——饮食有节。《养亲奉老书》亦有记载："若生冷无节，饥饱失宜，调停无度，动成疾患。"现代医学的研究也证实，诸多疾病如肥胖、高血压、高脂血症、糖尿病和心脑血管疾病都与膳食结构不合理有关。

膳食由多种食物组成，而食物的种类、数量以及在膳食中所占比例的不同即构成不同的膳食结构。膳食结构还与多种因素相关，例如该地区的经济水平、文化知识水平、科技水平和自然环境等。合理的膳食结构是全面吸收营养和维持身体健康的保障。

目前，膳食结构的划分主要依据动物性食物和植物性食物在膳食结构中的比例，以及能量、蛋白质、脂肪和糖的供给量，其大致分为植物性为主的膳食结构、动物性为主的膳食结构、地中海膳食结构以及动植物性食物平衡的膳食结构。其中动植物性食物平衡的膳食结构是国内营养学者们认为较为适合中国国民体质需求的饮食结构。

日常食物可分为两类：一类是动物性食物，包括肉、鱼、禽、蛋、奶及奶制品；另一类是植物性食物，包括谷类、薯类、蔬菜、水果、豆类及其制品、食糖类和菌藻类。不同种类食物所富含的营养素不同：动物性食物、豆类富含优质蛋白质；蔬菜、水果富含维生素、矿物质及微量元素；谷类、薯类富含糖类；食用油富含脂肪；动物肝脏、奶、蛋富含维生素 A；动物肝脏、瘦肉和动物血富含铁元素。

营养平衡强调食物多样化，使所含营养素齐全，比例适当，以满足人体需要。日常搭配要合理，做到粗细搭配、荤素搭配、酸碱搭配等。同时，营养素之间的搭配也存在着大学问，如维生素 C 能促进铁的吸收，微量元素铜能促进铁在体内的运输和储存，而磷酸、草酸和植酸却影响钙、铁的吸收。

另外，不同的人群对营养素的需求量是存在差异的，膳食中要根据个人的营养需求和生理特点科学合理地进行饮食搭配，以保证营养成分的均衡摄入，促进人体的健康长寿。

05 / 吃好 ≠ 好吃

人体的营养需要是多方面的，任何单一的食物都不能满足人体所需要的全部营养素。随着经济水平的快速增长，生活中出现了片面追求"好吃"，而耽误了"吃好"的现象，要知道"好吃"和"吃好"两者之间并不是等同的关系。

按照各类食物营养成分的特点来看，粮谷类食物主要供给糖类、蛋白质和 B 族维生素，动物性食物是优质蛋白质、维生素和微量元素的重要来源，蔬菜、水果则提供矿物质和膳食纤维。如果忽视食物的营养成分，长期将汉堡、薯条当饭吃，将可乐当水喝，这些所谓好吃的食物并不会给你的身体带来营养。

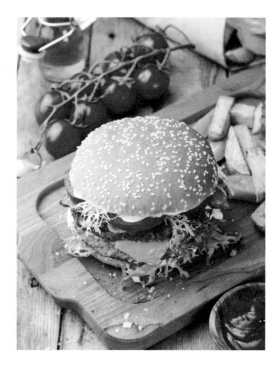

营养素是维系人体健康的重要物质，如果人体中某种营养素缺乏了，相应地，身体上也会出现某些小变化。这些小变化就像是一盏盏"信号灯"，只有准确读懂它们，及时做出反馈（合理补充营养），人体功能的运作才能重新步入正轨，并为健康保驾护航。

要提醒大家的是，合理营养就是要从各种各样的食物中获取能满足人体生理需要的能量和各种营养素。而且，各种营养素之间的比例要合适。

06 / 你的营养缺失了吗

身体上的一些小毛病很容易被忽略，可是它们往往是身体状况的"晴雨表"，预示着暴风雨的来临，生活中要多加留心，引起重视，防止某些营养素的缺失。

蛋白质缺乏	症状有容易感冒、疲劳，贫血，指甲易断裂，肌肉松弛等
维生素A缺乏	症状有夜晚视力降低、眼球干燥、皮肤干燥及瘙痒等
维生素B₁缺乏	症状有情绪低落、健忘、肠胃不适、手脚麻木、脚气病等
维生素C缺乏	症状有口干舌燥、伤口不易愈合、牙龈容易出血、皮肤上有大块黑色素沉淀等
维生素D缺乏	症状有骨头和关节疼痛、肌肉萎缩、失眠、精神紧张等
维生素E缺乏	症状有男性睾丸萎缩不产生精子，女性胚胎与胎盘萎缩引起流产、内分泌失调、更年期提早、经前各种不适等
维生素K缺乏	症状有凝血时间延长、容易引起出血等
钙和镁缺乏	症状有多梦、容易惊醒、记忆力下降、脾气暴躁、尿频、抽筋等
锌缺乏	症状有味觉减退、厌食、偏食、多疑、抑郁等
纤维素缺乏	症状有便秘、痔疮、屁臭、痤疮、肥胖等

07 / 人体营养流失的原因

我们每天通过饮食给身体补充丰富的营养物质，但很多时候却没有看到显著的效果，此时就要思考营养都去哪里了。

钙的流失	盐的摄入量对钙的吸收有影响，盐的摄入量越多，尿液中排出的钙就越多，钙的吸收也就越差，所以饮食不要太咸
铁的流失	茶叶中含有鞣酸，鞣酸会与食物中的铁元素发生反应，生成难以溶解的物质，会阻碍铁的吸收，建议不要喝太浓的茶
维生素A的流失	经常对着手机、电脑、电视屏幕的人，眼睛要常承受光线强弱变化和闪动，会大量消耗能构成视网膜表面感光物质的维生素A
B族维生素的流失	酒精代谢会消耗身体所储存的水溶性维生素，特别是B族维生素，大量饮酒则消耗量更大，应及时补充
维生素C的流失	烟雾中的焦油等有害成分会大量耗损维生素C，因此，吸烟人士或被动吸烟人士都应多摄入富含维生素C的食物
其他	长期服用避孕药、抗生素、利尿剂及泻药等药物也会造成身体内某些营养成分的流失，应遵医嘱采取合理的方式及时补充

08 营养不足，会瘦也会肿

　　在大众的观念中，营养不足似乎与消瘦的形象是画等号的。这部分患者因蛋白质和热能长期摄入不足而导致体重明显下降，体型变得消瘦，皮下脂肪消失，肌肉萎缩，严重者面部呈"老人面容"。但实际上营养不良有多种分型，例如以消瘦为特征的能量营养不良者，以水肿为特征的蛋白质营养不良者，还有既有体重明显下降又有水肿的混合型营养不良者。

　　其中营养不良性水肿又称低蛋白血症，是一种营养缺乏的特殊表现，由于患者长期处于缺少蛋白质的平衡中，以致血浆蛋白减少，进而导致体内溶液的渗透压有所降低，并出现以全身性水肿为特征的病症。水肿常会从足部开始逐渐蔓延到患者的全身。

　　医学研究显示，蛋白质吸收障碍、蛋白质消耗过多、蛋白质合成障碍和蛋白质喂养不当等原因都有可能导致营养不良性水肿。本病是当今世界较为流行的一种营养不良病症，常发生于工业不发达的地区，如非洲地区，多见于 6 个月（断奶后）至 5 岁小儿。本病在我国较为少见。水肿发生前常有消瘦、体重减轻等表现。

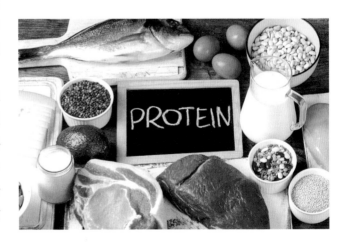

　　患者日常饮食应注意及时补充蛋白质，适当减少运动量以减少热能与蛋白质的消耗，并暂时限制食盐摄入，待病情好转再对生活习惯做适当调整。

09 营养过剩也是营养不良

营养不良通常是指因摄入不足、吸收不良或过度损耗营养素造成的营养不足现象，同时也包含由于暴饮暴食或过度的摄入特定的营养素而造成的营养过剩。

经济的发展使得人民生活水平逐步提高，并且在饮食上更舍得花钱，人们吃得好，也吃得精了。但人体的消化吸收能力是有限的，如果机体摄入的能量远超过机体所消耗的能量，这些多余的部分就无用武之地，并以脂肪的形式储存在人体的皮下组织、内脏器官的周围以及腹部网膜上。此时，如果运动量不足，便助长过多的脂肪堆积起来，这样不仅影响个人体形的美观程度，还会增加身体的负担，使心肺功能减弱，并妨碍机体的代谢和营养的吸收。如维生素 A、维生素 D、维生素 E 及维生素 K 等脂溶性营养素摄入过多却不被吸收并不易排出体外时，就会造成中毒；如蛋白质、钙、铁等营养素的吸收受阻就会降低人体的免疫力，病菌就能轻易侵入体内。

营养过剩导致的体重超标会增加高脂血症、高血压、冠心病、糖尿病、脑中风等的患病风险，威胁着人体健康。

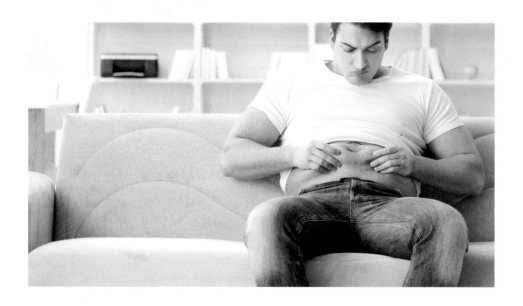

10 / 少外食多健康

在外就餐不仅能节省时间，还有各种各样的美食可以选择。可是新闻报道中屡见不鲜的食品安全事件不时提醒我们，无论是街边小吃还是饭馆餐厅都可能存在饮食质量问题。

在餐厅吃饭，浓油赤酱的菜肴更容易成为食客的胃中之物，而另一边商家为了使菜肴色泽诱人、味道香浓，同时又减少成本，便动起了歪脑筋，"瘦肉精""黑心油""假牛肉"等事件大家肯定都有所耳闻。所以，在享用美味菜肴的背后不仅是饱满肥腻的不适感觉，还可能存在危害健康的食品安全问题，像多次加热的油脂本身就含有大量有害物质和致衰老物质。

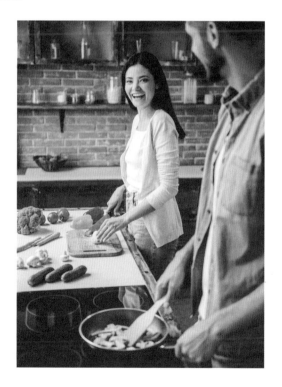

早餐一份油条，中午一份肉类便当，晚上一份炸鸡啤酒。便捷的送餐服务确实能给我们的生活带来不少便利，偶尔食用一次也可以提升食欲，但这些食物能够供给身体的营养素有限，更多的可能是毒素。当毒素慢慢累积，便给自己的健康装上了一颗定时炸弹，轻则上火发炎，重则使血压、胆固醇及血糖飙升，增加身体负担，并且容易导致疲劳、皮肤发痒及感冒。长期如此，就会给肝肾带来解毒与排毒的负担。

回归少油、少糖、少盐的饮食习惯，是健康饮食所提倡的。所以，建议大家尽可能选择在家用餐，谨防外食的不健康因素损害身体，影响身心健康。

11 / 外出就餐均衡摄取营养

　　由于学业、工作的繁忙，在外就餐成了不少中青年的无奈选择。不少餐馆为了提高菜的鲜味来吸引顾客，会在菜肴中添加鸡精、味精等调味料，油脂也可能会选用动物性油脂（猪油），盐分或糖分的投放量也可能会高于我们平常的饮食。为了确保通过饮食均衡摄取营养，外食族可以在菜色上、搭配上下功夫。总体要求是少油、少盐、少糖，避免食用油炸食品和限制饮酒。

荤素搭配，食物多样

　　尽量做到均衡摄取六大类食物。主食尽量选择淀粉含量低、纤维含量高的，如糙麦、莜麦、全麦及荞麦面的食物。而鱼、肉、蛋和豆制品均富含优质蛋白质，选择其中的一种或两种，再配上至少三倍量的蔬菜。肉类采用清蒸、清炖的烹饪方式为佳，蔬菜以凉拌、白灼等少放油的为好，富含纤维素的新鲜蔬菜有助健康。

汤类、饮料要适量

　　浓白汤很可能含有过多的脂肪，而且外食的汤通常都比较咸，因为里面添加了不少盐和味精，会喝进去过多的钠。饭后不妨吃少量的水果作为补充，因为水果中钾离子含量比较丰富，如香蕉、橘子等，钾离子的摄入可以促进钠离子的排泄。饮料大都含糖量较高，白开水、豆浆、茶水等倒是不错的选择。

12 一日三餐的营养标准

按热量分配计算，一日三餐中早餐应占30%，午餐应占40%，晚餐应占30%，这样便可保证一天的饮食平衡。每日食物的多样化能帮助身体获取全面的营养素。

《中国居民膳食指南（2016）》针对2岁以上的所有健康人群提出6条核心推荐，分别为：食物多样，谷类为主；吃动平衡，健康体重；多吃蔬果、奶类、大豆；适量吃鱼、禽、蛋、瘦肉；少盐少油，控糖限酒；杜绝浪费，兴新食尚。

最新的《中国居民膳食指南（2016）》提出以下建议：

◎ 每天的膳食应包括谷薯类、蔬菜水果类、畜禽鱼蛋奶类、大豆坚果类等食物。平均每天摄入12种以上食物，每周25种以上。每天摄入谷薯类食物250~400克，其中全谷物和杂豆类50~150克，薯类50~100克。

◎ 各年龄段人群都应天天运动、保持健康体重。减少久坐时间，每小时起来动一动。

◎ 餐餐有蔬菜，保证每天摄入300~500克蔬菜，深色蔬菜应占1/2。

◎ 天天吃水果，保证每天摄入200~350克新鲜水果，果汁不能代替鲜果。

◎ 吃各种各样的奶制品，相当于每天喝液态奶300毫升。

◎ 每周吃鱼280~525克，畜禽肉280~525克，蛋类280~350克，平均每天摄入总量120~200克。

◎ 成人每天食盐不超过6克，每天烹调油25~30毫升。控制添加糖的摄入量，成人每天摄入不超过50克，最好控制在25克以下。

13 需要营养补充剂吗

　　饮食中我们或许有过这样的疑惑：营养补充剂能够帮助身体补充不足的营养素吗？我们都需要营养补充剂吗？

　　我们无法通过单一食物来获取满足人体全部的营养需求，但合理的食物种类和数量的增加能在很大程度上帮助我们解决这一难题。一般情况下，普通人根据个人体质并结合国家推荐的居民膳食指南中的建议进行一日或一周的饮食安排就能轻松做到营养均衡。但是从事高强度工作的人群、孕妇或身体存在其他特殊情况的人群，又或者是所处饮食环境中缺乏某些重要营养素，此时便要额外借助营养补充剂来补充不足的营养素。

　　在饮食外补充营养补充剂能保证人体营养的充足与均衡，提高人体的抗病能力，并避免或减少因营养缺乏带来的一系列问题。营养补充剂作为饮食的一种辅助手段，可用来补充人体所需的氨基酸、微量元素、维生素等。常见的营养补充剂包括补充维生素的维生素 A 胶丸、复合维生素片、维生素 C 片、维生素 E 片等，补充微量元素的钙剂、锌剂等，还有补充不饱和脂肪酸的鱼油丸以及补充必需氨基酸的口服液和注射液等。

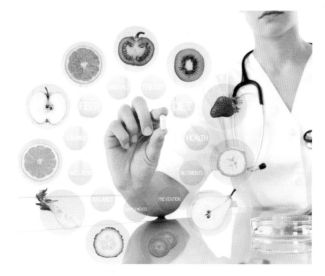

　　需要注意的是，营养补充剂不能代替普通食物或作为膳食的替代品，脂溶性维生素、微量元素等营养素过量摄入时便具有明显的毒性作用，所以食用时要严格按照推荐量来服用。

14 / 了解 "生机饮食"

近年来流行"生机饮食"，强调饮食中生吃不使用化学肥料和农药所栽种出来的水果、蔬菜、芽菜、坚果等食物，使人体最大程度地摄取果蔬中的酵素、维生素、抗氧化剂、纤维素、植物蛋白质等营养成分，从而达到既能获取能量、促进身心健康，又能回归自然的一种饮食和生活方式。

不少食物在加工的过程中，营养素会有不同程度的损失，如酵素、维生素、矿物质，特别是水溶性营养素。偶尔食用凉拌蔬菜确实是相对健康的饮食方式。

"生机饮食"对食物品质要求高，但由于受环境因素、经济水平、安全卫生等限制，普通家庭还是应当以传统的烹调饮食为主，虽然烹饪过程会破坏一些营养素，但烹饪后的食物相对更健康，因为经过了高温加热，食物中的细菌已被杀死。另外，还有一些蔬菜确实不能生吃，这些蔬菜含有天然毒素，例如豆角、嫩豌豆、嫩蚕豆、嫩毛豆等豆类蔬菜，因为其中含有蛋白酶抑制剂等多种抗营养物质，以及凝集素、皂苷等可能引起中毒的成分；南瓜、红薯中的淀粉很难被消化、吸收，也不适合生吃。适当加工食物确实能避免一些疾病，如果大肠杆菌严重超标轻则导致呕吐、腹泻，重可致命，寄生虫侵入大脑时也会有致命危险。

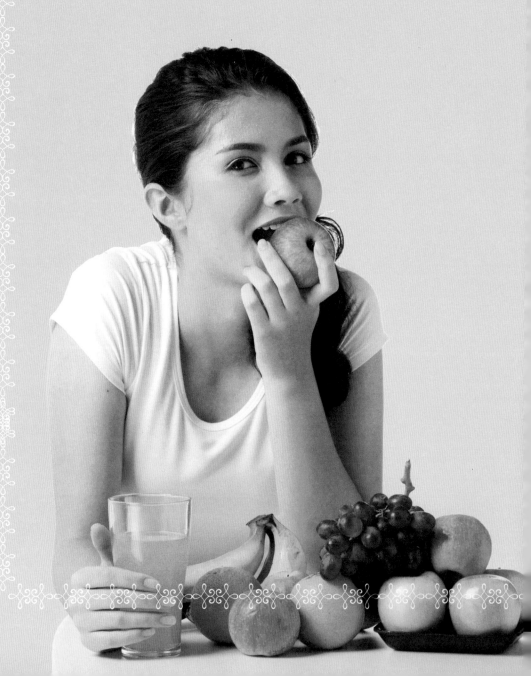

Chapter

2

餐桌上的营养真相

食物是我们生活的基本需求，为了维持生存，维持正常的日常工作与学习，我们一日三餐都离不开食物。了解食物的营养价值，获取饮食搭配的秘诀，从餐桌饮食中获取强身的"宝典"，吃好其实也是一门大学问。

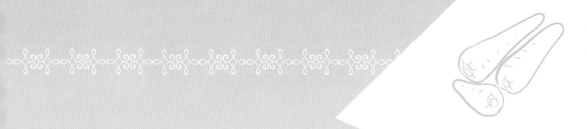

01 谷类粗细搭配好处多

谷类食品包括全谷类和加工谷类两大类，主要包括纤维素、矿物质、B 族维生素等营养素。日常饮食中做到粗细搭配才有利于全面摄取营养素。

全谷类食物

全谷类食物是指未经精细化加工或虽经碾压、磨碎、压片等加工处理后仍保留了完整谷粒所具备的谷皮、胚芽等天然营养成分的谷物，如小麦、高粱、大米等。全谷类食物中含有谷物全部的天然营养成分，是纤维素和营养素（B 族维生素、维生素 E、矿物质、不饱和脂肪酸等）的重要来源，其中膳食纤维可以促进肠道蠕动、增加排便量、减少体内毒素，并且能帮助远离肥胖、心血管疾病等；多种营养素能够提高人体耐力。此外，全谷类食物还含有重要的抗氧化物，能强化免疫系统。

全谷类食物的营养价值很高，但大量进食会增加胃肠道的负担，可能造成腹胀、消化不良等，特别是老年人和儿童，他们的消化功能不佳，若过量进食反而造成营养素的吸收和利用率降低，而且吃太多粗粮也会影响人体对蛋白质、矿物质以及某些微量元素的吸收，长期进食大量粗粮可能会造成营养不良。

加工谷类食物

加工谷类食物去除了杂质，质地更细一些，如麦片等，人们食用后能提高消化吸收率；由于其适口性佳，不同年龄层的人都可轻松食用，特别是能满足特殊人群的营养需要（儿童及老年人）。而且经过深加工的谷物，其营养素结构也被调整了，弥补了某些食物营养缺失的问题。此类食物保存期也更长一些。

与全谷类食物相比，加工谷类食物的膳食纤维和营养素都有所缺失。因为谷类在加工时，麸皮和胚芽基本上都除掉了（谷类食品的膳食纤维和 B 族维生素主要来源于谷物的表皮），膳食纤维、维生素、矿物质和其他有用的营养素比如木质素、植物性雌激素、酚类化合物和植酸也相应减少了。

02 / 劳累费神时多吃肉进补

肉类含有丰富的蛋白质与脂肪，可以提供给人体必需的营养与热量，是人体饥饿、疲劳时的绝佳补品，日常食用还可以使身体变得更为强壮。

畜肉

畜肉类是指猪、牛、羊等牲畜的肌肉、内脏及其制品。主要给人体提供蛋白质、脂肪、矿物质和维生素。畜肉蛋白质中含有的必需氨基酸充足，在种类和比例上接近人体所需，有利于消化吸收，是优质蛋白质。其含铁、磷较高，能够帮助提供人体需要的血红蛋白，能改善疲劳、发育不良等问题。畜肉中 B 族维生素含量丰富，肝脏中富含维生素 A、维生素 B_2，能有效增强体质。

禽肉

常见的鸡肉、鸭肉、鹅肉等均属于禽肉，禽肉高蛋白、低脂肪，营养价值极高。各种禽肉营养成分大致相近，和畜肉的营养成分也比较相似。禽肉的蛋白质营养与畜肉的相比，饱和脂肪酸含量较低。禽肉纤维比畜肉纤维细而致密，结缔组织也柔软，脂肪少且均匀，所以禽肉更鲜嫩，也更易消化。禽肉所含的维生素 E 具有抗氧化作用。

鱼肉

鱼肉所含蛋白质为完全蛋白质，该类蛋白质所含必需氨基酸的量和比值最适合人体需要，容易被人体消化吸收，是人体优质蛋白质的良好来源。鱼肉中的矿物质、维生素含量较高，肉质松软细嫩，容易咀嚼，易消化吸收。

03 / 肉类的摄入要适量

如今像"肉食动物""无肉不欢"等词语在现代人的沟通交流中被提及得越来越多，这仿佛已成为一种流行的饮食趋势，但这偏食的习惯显然与健康体魄的塑造相违背，饮食中富含动物性食品，还会增加患癌风险。

肉类营养成分的含量及其分布与动物种类、年龄、部位以及肥瘦程度有着密切的关系。畜肉类是"肉食动物"们偏爱的，但畜肉的脂肪含量为10%~36%，肥肉更是高达90%，而且其脂肪以饱和脂肪为主，熔点较高，主要成分为甘油三酯、脂肪酸以及少量的卵磷脂等。畜肉类食物还含有较高的胆固醇，特别是内脏器官。若不加节制地食用该类食品，会使脾胃消化功能呆滞，还会影响气血功能的畅达。故高脂血症、高血压病、冠心病患者和老年人都应少食。

现代流行病学研究显示，众多的疾病与吃肉太多，吃蔬菜和运动太少息息相关。此外，吃肉多还会使人体大脑多巴胺分泌旺盛，乙酰胆碱活动异常，造成情绪暴躁、欲望强烈，而且影响智力。

肉类是人们膳食的重要组成部分，可烹调成各种菜肴，且美味可口，所富含的蛋白质可促进人体新陈代谢，增强抵抗力，适量食用对强健体魄有很大的帮助。成年人每日食用125~200克为宜。

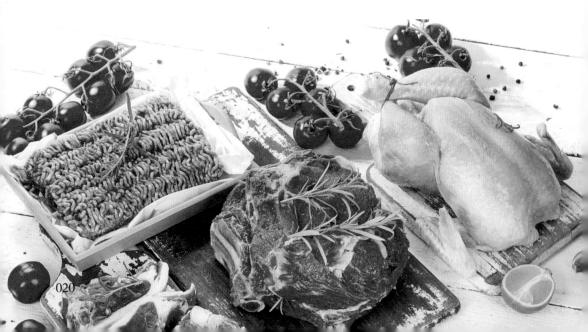

04 / 少吃动物内脏

　　鸭肾、猪肝、猪肺、羊肠、牛肚、猪脑等动物内脏富含铁、锌、维生素 A、维生素 D、维生素 B_2、维生素 B_{12} 等多种营养素，常被制作成美食，例如爆炒腰花、辣炒大肠、毛血旺等，勾引着我们的味蕾。

　　动物的内脏器官和人体的内脏器官一样具有对食物（饲料）进行消化吸收、储藏、代谢等功能，因此容易富集重金属等有害物质，并且随着环境污染的加剧、水质问题以及农药和激素在养殖业领域内的不规范使用，食用动物内脏的安全性备受关注。特别是猪肝，具有补肝明目、养血、营养保健等作用，可用于血虚萎黄、夜盲、目赤、浮肿、脚气等症的辅助治疗，是人们餐桌上的常客。但猪肝也是猪体内储存养料和解毒的重要器官，各种有毒的代谢产物和混入食料中的某些有毒物质如农药等，都会聚集在肝脏中，如果食用前没处理好的话会残留毒素，对人体健康不利。

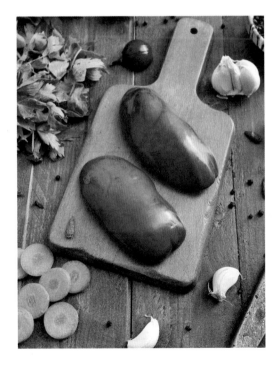

　　动物内脏的烹制最好采用长时间高温高压焖煮的方法，将寄生虫、病菌和虫卵杀死，以保证食用安全。其实生活中能补充各种营养素的食物很多，不一定非要从动物内脏中摄取，并且随着人们生活水平提高，动物内脏的物美价廉优势已不复突出。因此，建议通过摄取一些动物的肉、蛋、奶来满足身体的营养需要。

05 / 别轻视肥肉中的营养

　　不少人觉得肥肉口感肥腻且没有营养，也容易引起各种疾病，尤其是爱美的女性，更怕食用后造成身材发胖。但是，一般人适量食用肥肉其实好处多多。

　　肥肉一般指肥猪肉，如五花肉，这种含脂量高的食物能够供给人体较高的热量，吃了以后比较耐饥。肥猪肉中脂肪含量高达 90%，其中约 37% 为饱和脂肪酸，约 46% 为单不饱和脂肪酸。猪肉为人类提供优质蛋白质和必需的脂肪酸。肥肉中含有胆固醇，这是组成脑、肝、心、肾所必不可少的物质，也是人体不少内分泌激素如性激素的主要原料。肥肉中的高密度脂蛋白是大脑发育不可缺少的脑磷脂和卵磷脂的重要来源。适量食用肥肉可以维护蛋白质的正常代谢，溶解维生素 A、维生素 D、维生素 E 和维生素 K，同时也能促进这些维生素的吸收和利用。长期戒食脂肪容易引起脂溶性维生素缺乏症，造成视力、凝血和骨骼发育障碍。

　　正常人体内应保持 10%~20% 的脂肪，机体功能才能正常运转。如果长期脂肪摄入不足，机体免疫力就会下降，生育能力也会受到影响。防止肥胖的根本做法不是不吃肥肉，而是控制饮食的总热量。当人体内能量失衡时，即进入人体的热量多于消耗的热量时，才会造成肥胖。所以，只要把握好总热量的摄入，适当食用肥肉对身体也有不少益处，特别是体能消耗大的人群（运动员或体力劳动者）应多吃肥肉，可以保证人体精力充沛，防止疲劳。当然有些疾病患者的确是不宜食用肥肉的，例如高血压、高脂血症、动脉粥样硬化等患者。

饮食小贴士

健康吃肥肉
　　吃肥肉以炖食为宜，不宜烹炒。将肥肉用文火慢慢炖煮时，其所含的饱和脂肪酸、胆固醇就可以减少，而对人体有益的不饱和脂肪酸却可以明显增加。若在炖煮中配上海带、白萝卜，营养就更加全面了。

06 四条腿的比不上没腿的

人们形象地将肉类进行了大致的划分，四条腿的是畜肉，两条腿的是禽肉，没有腿的是鱼肉。而在营养价值的高低排序上，就一直有这样一种说法："四条腿的不如两条腿的，两条腿的不如没有腿的。"

畜肉中蛋白质含量最低，脂肪含量最高；禽肉则是高蛋白、低脂肪的食物；而鱼肉肉质细嫩、营养成分丰富，比畜肉、禽肉更易消化吸收，在口感与营养价值上略胜一筹，常食可延年益寿。

鱼肉含丰富的动物蛋白和钙、磷、铁及维生素 A、维生素 D、维生素 B_1、维生素 B_2、卵磷脂等物质，其蛋白质含量为猪肉的 2 倍，且属于优质蛋白，吸收率可达 90% 左右。鱼肉中所含的维生素 D、钙、磷，能有效地预防骨质疏松症。食用鱼肉还可增强记忆力，提高思维和分析能力，延缓脑力衰退，对降低胆固醇和甘油三酯、防止血液凝固、预防心血管疾病也有很好的作用。

鱼肉肌纤维较细，有相当多的可溶性成胶物质，结构柔软，对病人、儿童和老人尤为适宜。

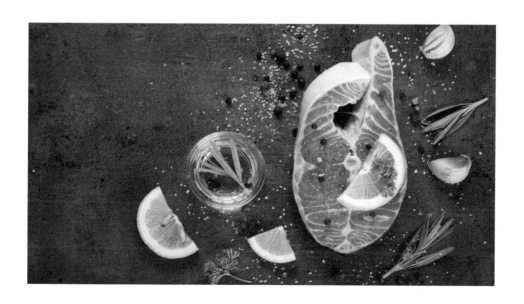

07 / 蛋类的营养不可小觑

蛋类包括鸡蛋、鸭蛋、鹅蛋、鹌鹑蛋、鸽蛋及其加工制成的咸蛋、松花蛋等。各种禽蛋的结构都很相似，主要由蛋壳、蛋清、蛋黄三部分组成。不同品种的蛋类，其营养成分大致相同，其中鸡蛋更是餐桌上的常客。

对于鸡蛋，我们有水煮、香煎、清蒸等多种烹调方式。除了缺乏维生素 C 外，鸡蛋几乎含有人体必需的所有营养素，其中蛋黄比蛋清含有更多的营养成分。蛋黄中含有丰富的钙、磷、铁、维生素 A、维生素 D 和 B 族维生素，还含有较多的胆固醇，蛋清中的营养素主要是蛋白质、钠、钾，同时蛋清也是维生素 B_2 的良好来源。

蛋白和蛋黄所含的营养物质有差异，同时食用能更好地满足身体需要，有助于增强记忆力并提高注意力，增强体质。全蛋蛋白质几乎能被人体完全吸收利用，是食物中最理想的优质蛋白质来源。

我们每天的膳食中蛋类是必不可少的，《中国居民膳食指南（2016）》中也明确提出，建议长期适量食用鸡蛋，并尽量保持每天进食 25~50 克。

学生和脑力工作者最好每天都吃鸡蛋。但患有冠心病、动脉粥样硬化和高胆固醇血症的人群则要适量减少鸡蛋的摄入。蛋白质过敏者、肾病患者、肝炎患者等应慎吃鸡蛋或遵医嘱，否则会引起身体不适。

饮食小贴士

1. 如何挑选优质鸡蛋

购买鸡蛋时，先看鸡蛋壳，新鲜鸡蛋的蛋壳比较粗糙，上附一层霜状粉末；接着放在手上掂一下，重量适当，不会太轻；再拿着鸡蛋放在耳边，轻轻摇一摇，鲜蛋音实，贴蛋壳，无晃动感，有响声的可能是变质的蛋。

2. 如何存放鸡蛋

鸡蛋最好放在冰箱内保存，把鸡蛋的大头朝上，小头朝下放，这样可以延长保存时间。

08 / 素食的利弊

每年的 11 月 25 日是国际素食日，近年来不少关注健康的人开始尝试素食生活。大多数情况下素食者持有一种更具健康意识的生活方式，不管是出于保护动物的观念，还是借助素食的养生力量获取健康，原则上他们不吃宰杀动物烹制的食物，也可能不吸烟、不喝酒。

素食者的饮食主要由全谷物制品、蔬菜和水果组成，这样饮食中就能补充充足的膳食纤维、维生素、矿物质等。从营养生理学的角度来看，素食是一种较为健康并值得推荐的营养饮食形式。素食者摄入食物中的动物脂肪、胆固醇和嘌呤所占比例很少，这对于控制体重、益寿延年作用巨大，而且寄生虫都是经由受感染的肉类而辗转寄生到人体中的，这在一定程度上减少病菌的感染，强健体魄便多了一份保障。植物性食物从进入胃到排出体外所需的时间比动物性食物要短，有利于减轻肠胃负担。

但也有不少的调查结果显示素食者身上往往会出现某些营养素的缺乏症状，例如维生素 B_{12}、钙、铁等。肉和肉食制品主要为我们提供丰富的铁、蛋白质和碘，当这些食物的摄入量减少又没有通过其他方式来补充时，健康体质就会受到威胁。合理的素食能给生命活动提供必需的所有营养素，但完全放弃蛋类、鱼类和乳制品也会给身体带来不良的影响。特别是孕妇和哺乳期的妇女，如果只吃植物性食物会导致自己和孩子的身体出现营养素缺乏症状。

建议蔬菜和黄豆搭配食用，促进维生素 B_{12} 的吸收，避免巨幼红细胞贫血、抑郁、记忆力下降、四肢震颤等疾病的发生；含铁丰富的植物性食物与含维生素 C 的食物组合在一起能提高铁质的可利用性；黄豆制品、核果类和五谷杂粮食品可补锌；完全素食者的钙摄入量比奶蛋素食者和杂食者都要低，缺乏钙质时容易患上骨质疏松症，建议多食新鲜蔬菜、大豆、发菜和芝麻补充钙质；从碘酱油和含碘丰富的海带、紫菜中摄取碘，避免造成"碘缺乏症"；食用大豆蛋白替代猪肉，以补充身体缺乏的蛋白质。

09 / 不得不吃的黄豆

豆类的种类多样，一般根据其种皮颜色分为黄豆（日常多称为大豆）、青豆、黑豆等，它们均是物美价廉的营养食材，健脾养血的红豆大米粥、清热解暑的绿豆沙、滋阴补肾的黑豆酱等常常出现在我们的餐桌上。

黄豆是大豆中种植最广泛的品种，营养价值高，食用方式多样，常用来做各种豆制品、酿造酱油和提取蛋白质，豆渣可磨成粗粉常用于禽畜饲料。黄豆是备受营养学家推崇的食物，有着"豆中之王""田中之肉""绿色的牛乳"等美称。

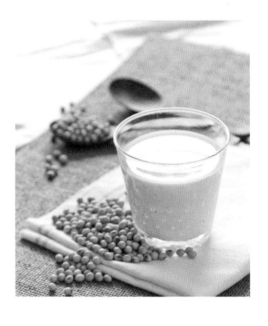

黄豆营养全面，所含蛋白质约是猪肉的 2 倍，是鸡蛋的 3 倍，食用黄豆有利于提高人体免疫力；所含的必需脂肪酸中含有很多不饱和脂肪酸，不含胆固醇，容易被人体消化吸收，可防治高血压、冠心病；所含的卵磷脂可防止肝脏内积存过多脂肪，从而有效地防治因肥胖而引起的脂肪肝；所含的皂苷有明显的降血脂作用，所含有的大豆异黄酮则被认为是预防心脑血管疾病、癌症的重要物质。

饮食小贴士

这样吃黄豆，营养更足

黄豆和青菜搭配可以大大提高蛋白质的利用率，因为青菜中含有丰富的维生素K，能帮助钙沉积入骨骼当中，增强人们的骨骼，防止骨质疏松症。经加工的大豆制品也非常受欢迎，主要包括豆腐、豆芽和豆浆等，其难消化的成分明显减少，消化利用率得到显著提高，营养价值也有增高，如维生素C、磷、钙、铁等矿物质更有利于人体消化吸收。豆渣中的膳食纤维能促进肠道蠕动，对降低便秘和肠癌风险很有帮助。

10 / 蔬菜的优势

　　蔬菜的品种繁多，新鲜蔬菜更是我们获取维生素、矿物质和膳食纤维的重要饮食来源。有学者发现蔬菜的颜色与其营养成分有关，不同颜色的蔬菜隐藏着不同的健康饮食密码。

　　深绿色蔬菜中的各种维生素、矿物质含量都非常突出，如维生素 C、类胡萝卜素和铁、硒等，还含有丰富的膳食纤维，有助于排毒瘦身，常见的有西蓝花、油菜、茼蒿等；紫黑色蔬菜富含花青素，具有很强的抗氧化作用，能预防心脑血管疾病，提高机体的免疫力，常见的有紫甘蓝、紫色洋葱、紫茄子等；红色蔬菜中富含的番茄红素具有强抗氧化的能力，可以帮助人体清除自由基，提升机体免疫力，有助防癌抗癌，常见的有西红柿、红辣椒、红菜薹等；橘黄色蔬菜中富含的 β – 胡萝卜素可以在人体内转化成维生素 A，能保护眼睛，改善夜盲症，常见的有胡萝卜、南瓜、黄辣椒等；白色蔬菜富含膳食纤维以及钾、镁等微量元素，具有提高免疫力和保护心脏等功能，常见的有莲藕、菜花、大白菜、白萝卜等。

　　如今经济快速发展，同时也带来了严重的环境污染问题，使得我们生活的环境产生大量氧自由基，并诱发多种疾病，威胁着人们的生命安全。为了增强体质，饮食中应避免营养素的摄入单一，尽量将多种含有不同营养成分的蔬菜搭配食用。

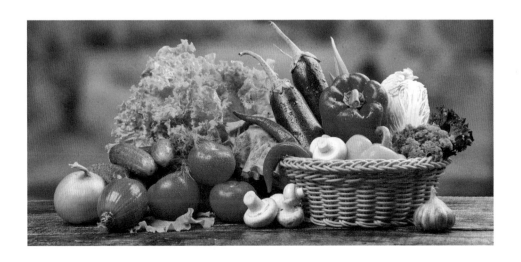

11 / 科学吃水果可远离疾病

有一小部分人会偏向于只吃蔬菜或只吃水果，但蔬菜和水果的营养成分不尽相同，不能完全相互代替，这样一种偏食的饮食习惯显然对人体健康不利。

水果营养丰富

与蔬菜一样，水果也是富含维生素、矿物质和膳食纤维的食物，而鳄梨等少数水果中还含有脂肪和蛋白质。水果汁多味美、品种多样、食用方便，新鲜水果富含各种维生素，尤其是维生素 C 和维生素 A 的主要来源，有利于美容养颜、延缓衰老、预防疾病，而且水果可以生吃，能避免部分维生素在烹调的高温高油环境中流失。水果中丰富的果胶，可以加速排毒，防止便秘，有助减肥瘦身。《中国居民膳食指南（2016）》推荐："天天吃水果，保证每天摄入 200~350 克新鲜水果，果汁不能代替鲜果。"

食用注意事项

从消化吸收效果和食用习惯来讲，不建议在饭后立即食用大量水果，以避免食物一次性集中摄入过多，造成腹胀和能量过剩。如果能在两餐之间食用效果更佳，如上午 10 点或下午 3 点。外出用餐口味会偏油腻，餐后吃一点儿水果有利于清肠解腻。不宜饭前空腹食用含鞣酸或其他有机酸多的水果（如柿子、橘子），以免对肠胃造成刺激，因为鞣酸易与钙或蛋白质结合形成胃结石。水果对人体有着重要的营养保健作用，建议尽量吃应季的新鲜水果，以摄入最丰富的营养。

12 / 水果榨汁的利弊

前面我们已经讲到了水果的强大营养功效，但由于每个人的体质差异和喜好不同，生活中食用水果的方式与种类也就不一样了。尽量选用直接食用的方式，这样能最好地保留水果的大部分营养，食用时多品种搭配，营养更全面。

水果榨汁的优点

针对肠胃吸收能力差的人来说，水果榨汁食用是一个非常好的方法。而对于一些忙于工作无法抽空享用多种水果从而导致营养缺失的人群来说，鲜榨果汁确实既能节省时间，又能满足身体对部分营养的需求。

水果榨汁营养会流失

维生素 C 主要位于细胞质和核膜中，榨汁时果肉细胞被破坏，细胞中各种物质流出来并混合在一起，维生素 C 又非常脆弱，遇氧、水、光、热都可能分解；而且果汁放置时间越长，与空气接触越久，维生素 C 的流失就越多。所以，如果要喝鲜榨果汁，应在榨汁后马上饮用。否则，当我们认为自己通过果汁吸收了足量的营养而没有及时借助其他饮食补充营养素时，就增大了患上"维生素缺乏症"的风险。

饮食小贴士

水果原汁含有丰富的维生素C及各种水果酸，通常会呈现强至中酸性，特别是口感酸的水果，比如柳丁、柠檬、凤梨、百香果等，如果长期大量摄取这类未稀释的水果原汁，会促使胃酸大量分泌，可能会腐蚀食管、胃壁，造成广泛性糜烂性胃炎、腐蚀性食管炎或消化性溃疡。建议肠胃炎症患者在饮用时适当稀释，降低果汁的酸度，减少食管和胃接触果汁时的刺激。

13 / 留住蔬果汁的营养

　　清洗蔬果时最好使用自来水冲洗，以减少农药等有害物质的残留。一般情况下蔬果可直接榨汁饮用，煮制后的蔬果营养物质会有所流失。

　　蔬菜和水果的营养成分有差异，榨汁时搭配好便能一次性为人体补充多样化的营养素，大部分的蔬果清洗干净后可连皮带子一起榨汁，营养更佳。

　　很多人为了保持蔬果汁好的口感，会将果肉过滤掉，但膳食纤维主要集中在果肉中，榨成果汁后，其存留的膳食纤维量还不足原来的1/5，如果扔掉果肉只喝果汁，自然会造成蔬果中丰富的膳食纤维流失。人们的饮食日益精细，纤维素摄入量明显不足，而水果蔬菜富含膳食纤维素，能刺激肠道蠕动，具有吸收油脂、加速有毒物质排泄等功能；水果中的果胶等可溶性纤维可吸附胆固醇和延缓葡萄糖的吸收，能减少心血管和糖尿病等疾病的发生率。为了保留蔬果大量的纤维素，我们饮用时尽量不要丢弃果渣。

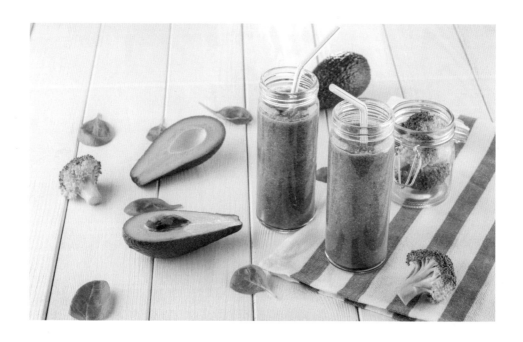

14 / 牛奶晚上喝更好

不少人都知道牛奶具有很高的营养价值，它含有丰富的人体易于吸收的钙质，还含有磷、钾、镁等多种矿物质。每天喝上一杯牛奶确实对身体有益，但在牛奶的饮用时间上却存在不少争议。

有人认为喝牛奶的时间在早晨 8~9 点为佳，因为此时人体需要大量营养。但要注意，牛奶不宜空腹食用，否则过多的胃酸会导致蛋白质变性沉淀，营养不易被肠胃吸收，严重时会引起消化不良和腹泻。搭配面包、馒头等作为早餐对人体健康更加有益。

与早晨相比，晚上喝牛奶效果更佳。牛奶中含有能使人产生疲倦欲睡的色氨酸，除此之外还有丰富的微量吗啡类物质，这些物质都具有很好的镇静催眠作用，能促进睡眠。另外，人体进入睡眠状态后，血液中钙的水平会逐渐降低，而血钙的下降会促进甲状旁腺分泌亢进，在激素作用下骨组织中的一部分钙盐会溶解入血液中，以此来维持血钙的稳定。而睡前喝牛奶能使其中的钙缓慢被血液吸收，骨中的钙也无须被调用，从而预防骨质疏松症等常见症状。

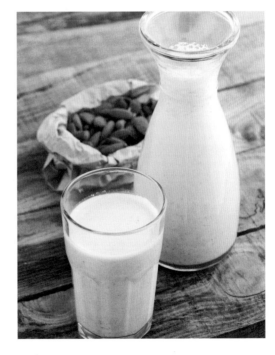

如果晚上喝牛奶，最好在睡前半小时或一小时内饮用，防止夜尿过多；尽量选择无糖、低脂的牛奶，这样不容易发胖；直接饮用冷的牛奶，特别是冬季，会使人受凉，造成夜间睡眠时肌肉痉挛、发麻等问题，所以饮用前不妨热一下。

15 / 不喝牛奶可以喝酸奶

有的人一喝牛奶就会肚子咕咕叫、腹胀，严重的甚至出现腹痛、腹泻症状。研究显示，这部分人可能是"乳糖不耐受者"，造成这种状况的原因可能是他们体内缺乏乳糖酶。

鲜奶经发酵后，钙、磷等矿物质都不会发生变化，但发酵后产生的乳酸可有效地提高钙、磷在人体中的利用率，更容易被人体吸收。因此，酸奶很适合青春期正在发育的青少年或更年期容易罹患骨质疏松症的妇女饮用，也适合乳糖消化不良的人群，他们喝酸奶也不会发生不适现象。

酸奶和牛奶的主要区别是酸奶中添加了乳酸菌，乳酸菌能减少某些致癌物质的产生，有良好的防癌作用；乳酸菌还能抑制肠道内腐败菌的繁殖，减弱腐败菌在肠道内产生的毒素，有降低胆固醇的作用，特别适合高脂血症患者饮用。

酸奶具有调节肠胃、提高食欲、排毒养颜、补钙的功效，在发酵过程中乳酸菌还可产生人体营养所必需的多种维生素，如维生素 B_1、维生素 B_2、维生素 B_6、维生素 B_{12} 等，是打造健康体质的好帮手。购买时不妨选择活性菌种酸奶，其活性菌数量越多越好，因为活性菌种进入肠胃会更好地发挥保健功效。

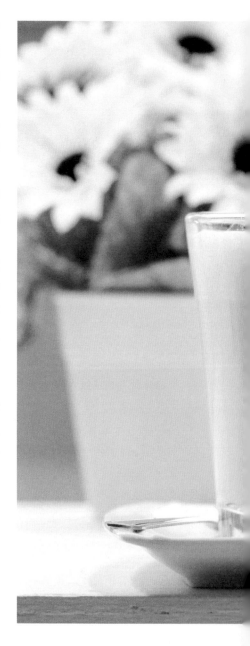

16 / 煮牛奶时别加糖

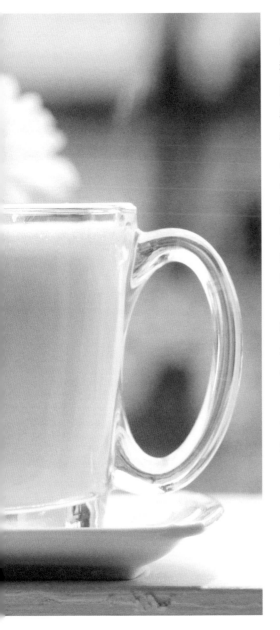

由于个人口味的差异，部分人喜欢稍带甜味的牛奶，因此，就会在煮牛奶的过程中加入糖来调味，但牛奶加糖也是有学问的。先将牛奶加热，待温热时倒入杯中，稍微放凉再放糖搅匀后饮用，此时的牛奶香甜可口，而且营养素也被完整保留下来。反之，如果先在牛奶中放糖再加热的话，牛奶中的氨基酸与白糖中的单糖在高温下生成果糖基氨基酸，这种物质很难被人体吸收，导致牛奶的营养价值降低，甚至会损害人体健康。另外，加糖量也不宜过多，否则会影响牙齿健康。

此外，牛奶可以加热，但不要煮沸。若将牛奶煮沸，牛奶中部分维生素会被破坏，牛奶中的钙也会形成磷酸钙沉淀下来，饮用后影响吸收。牛奶也不宜冷冻储存，因为冷冻会使牛奶中的蛋白质变性、脂肪分层，且解冻后蛋白质和脂肪易沉淀、凝固，这样既不利于人体的吸收，也会使牛奶的营养价值大大降低。

17 | 冲奶粉的水有讲究

奶粉中含有多种对人体健康有帮助的成分，掌握正确的奶粉冲调方法，能避免奶粉中营养物质的流失，能最大限度地享受美味与健康。

注意水源

生活中大部分人会选用煮过的自来水冲调奶粉，但也有一小部分人会用纯净水代替自来水。其实纯净水并不具备普通自来水中所含的营养元素和矿物质，长期用纯净水冲调奶粉会影响身体对营养物质的吸收，严重时还会导致身体患有各种微量元素缺乏症，所以，一般情况下并不建议长期用纯净水冲调奶粉。而长期放置、再度煮沸的自来水也不能用于冲奶粉。目前，家庭用自来水都经过了科学处理，水质符合饮用水的水质要求，所以不用过于担心饮水的质量问题。

注意水温

切忌使用温度太高的水来冲调奶粉，因为水温过高会使奶粉中的乳清蛋白产生凝块，人体饮用后不利于消化吸收。另外，某些对热不稳定的维生素将被破坏，特别是有的奶粉中添加的免疫活性物质会遭到破坏，使奶粉的营养价值大打折扣。建议水温一般不要超过60℃。

18 / 甜食该不该吃

甜食是众多女性和儿童的挚爱，不少菜品在烹调过程中加糖，可以提高菜肴的鲜度，增加菜肴的风味。

甜食不但美味可口，而且甜食中的糖进入到体内能转变成葡萄糖。葡萄糖可为人类的生理活动提供充足的能量，葡萄糖是诸多糖类中唯一一种能够成为大脑能量之源的物质，大脑转动所需能量全靠葡萄糖提供，而血液中所含的葡萄糖约有一半为大脑所消耗。有效摄取葡萄糖可以提高人的记忆力、注意力及忍耐力，从而有助于工作效率的提高。因此，疲劳时不妨吃些甜食来激活大脑。

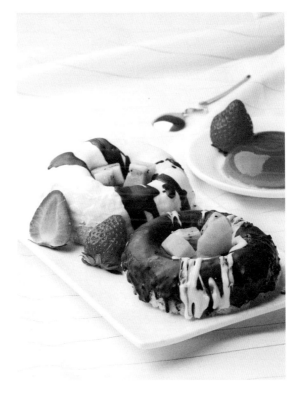

葡萄糖的来源广泛，而糖果只是其中的一种，生活中一些食物经过代谢分解后转化成葡萄糖，此时也能给我们提供能量。如果一下子摄入过多的糖，又不能及时利用就会在体内转变成脂肪，这时便会导致发胖。

其实甜食的摄入不仅要适量，进食的时间也很重要。如果在正餐前食用会影响正餐的进食量，从而阻碍营养的吸收，并造成体内某些营养物质的缺乏，导致体质下降，病毒便能轻易入侵身体，最终诱发多种疾病，例如高血压、糖尿病等；如果吃完甜食后不及时漱口，还会引起龋齿。

19 / 油炸食物脂肪永远过量

　　油条、油饼、薯条等都是油炸食品，是当下快餐文化的一员，这些高脂肪食物色泽诱人、口感香脆，让人难以抗拒，但这并不代表油炸食品是健康有益的。油炸食品中含有大量的反式脂肪酸、膨松剂及色素等物质，长期食用油炸食物就仿佛给身体装了一枚炸弹，是非常危险的。面对油炸食物，管住自己的嘴巴才是上策。

加重肠胃负担

　　油炸食物通常都比较硬、脆，长期食用可能会伤害到柔软的肠胃。油炸食物一般还加入了过多的盐、辣椒，以增加食物的风味，这样会直接刺激到肠胃的黏膜，并诱发胃溃疡。油炸食品内含有大量的油脂和脂肪酸，不利于消化，饱食后可能会出现胸口饱胀、恶心、呕吐、食欲不振等。高脂肪还会导致肥胖，并带来很多健康问题。长期食用也会使胆固醇的水平升高，损伤肝脏，继而患上脂肪肝。

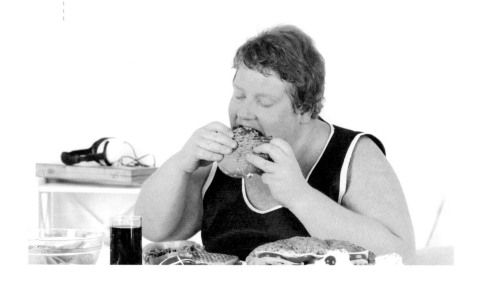

容易导致肥胖

香酥鸡、薯条、炸虾等，这些油炸食品有着香脆的口感，分外吸引人。食物经高温油炸后原本的维生素、微量元素等含量降低，相反脂肪、糖和氧化物质则增加了，这些物质会产生大量热量。如果贪吃油炸食物，很容易造成体内脂肪的堆积，从而导致肥胖。而且油炸食物的表面被大量的油脂包裹，在胃里停留时间长，不易被肠胃消化。

诱发心脏疾病

油炸食品中含有大量的反式脂肪酸，它是一类对健康不利的不饱和脂肪酸，会增加人体血液的黏稠度和凝聚力，容易导致血栓的形成。反式脂肪酸也会让你的血管弹性减弱、血管壁变得非常的脆，会诱发血管破裂。大量流行病学调查或者动物实验研究过反式脂肪各种可能的危害，其中对心血管健康的影响具有最强的证据，WHO 也建议每天来自反式脂肪的热量不超过食物总热量的 1%（大致相当于 2 克），以降低其对心血管健康的影响。

增加患癌风险

我们都知道常吃油炸食品，容易上火、便秘，这是由于食用油炸食品会导致维生素和水分的流失。但更严重的是，为节省成本，我们在外购买的油炸食品一般是用反复高温加热的油脂制作的，这就使油炸食品具有了致癌的风险，因为这种油脂中的不饱和脂肪酸会产生毒性较强的聚合物，而且许多商家为了防腐和显色的需要在油炸食物中加入亚硝酸盐，如果长期过量食用会有致癌的可能。

20 / 清淡饮食不是不吃盐

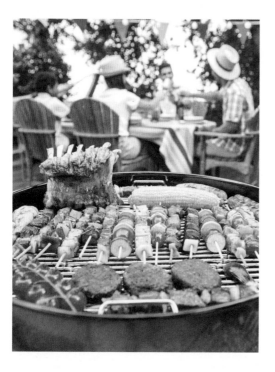

从营养学的角度来说，清淡饮食就是在膳食平衡、营养合理的前提下，口味比较清淡的饮食，主要表现为"四少"：少油、少糖、少盐、少辛辣。这样既能最大程度地保存食物的营养成分，又能品味食物的真味。这与人们观念中清淡就是没有任何味道是不相符的。

清淡饮食可以保证人体消化系统的正常运行，确保营养的吸收和废物排出，有助于养生、防病。相反，长期食用刺激性太强的食物，例如重盐、重辣的食物则容易刺激人体的消化系统，加重身体负担，造成身体内分泌紊乱、便秘、上火等症状；食用盐为钠盐，钠摄入过多会加重肾的负担，严重者还将患上高血压、肥胖，甚至癌症。

食盐作为常用的调味品，不仅使菜肴的味道更具滋味，还在维持神经和肌肉的正常兴奋性、维持人体渗透压的平衡与其他的生理需求上有着重要作用，因此，适量的食盐补充是相当有必要的。

世界卫生组织建议成人每日食盐摄入量应不超过 6 克，而数据显示我国人均每天食盐摄入量已达 12 克。由此看来，学会控盐是当下饮食的重点，但要明白控盐不等于不吃盐，而是指少吃盐。而腌渍食品、烧烤食品、加工食品等所有含盐分高的食品应有节制地摄入，养成清淡饮食的习惯对我们的健康非常重要。

21 / 油的选择很重要

动物油和植物油是脂溶性维生素的主要来源。动物油里主要含维生素 A 和维生素 D，这两种维生素和人体生长发育有密切关系。植物油里主要含维生素 E 和维生素 K，这两种维生素和血液、生殖系统的功能密切相关。

动物油以猪油为代表，含饱和脂肪酸和胆固醇较多。饱和脂肪酸的熔点较高，因此动物油一般呈固态，食用后容易凝固、沉淀在血管壁上，是导致体重超重、心肌梗死和癌症等众多威胁身体健康的疾病的重要元凶之一，而且大量的胆固醇也会使人体血脂值升高。但胆固醇也是人体组织细胞的重要成分，是合成胆汁和某些激素的重要原料。因此，一般人日常适量食用动物油对身体有益处。但如果是血液中胆固醇过高的中老年人，则要尽量避免动物油的摄入，否则容易得动脉硬化、高血压等疾病。此时食用植物油是不错的选择。

研究显示，生活中与血管有关的疾病大多与摄入过多的动物性脂肪中的饱和脂肪酸有关，而植物性脂肪中含有较高比例的不饱和脂肪酸（除椰子油和棕榈油），

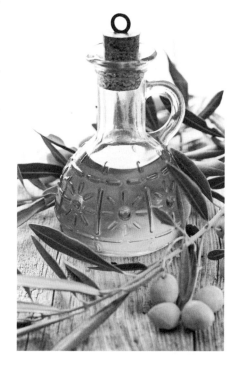

有利于降低血液中的胆固醇含量，并且植物油脂的消化率在 95% 以上，还含有大量维生素 E，因此，烹调时可用植物油代替猪油。

随着健康饮食观念的深入，橄榄油已成为新时代养生的宠儿，受到国内消费者的热捧。

22 / 每天都要喝水

　　人体内水的来源包括饮用水、食物中的水，以及人体摄入产热能营养素后在体内氧化代谢所产生的水。如果一杯水为250毫升左右，那每天饮用8杯水就基本能保障体内水量的动态平衡。当然，一个人每天的饮水量，应视气候、温度、身体状况和工作条件而作具体的调整。若摄入食盐过多、天气酷热或出现发烧症状时，人体对水的需求量也会提高。

　　市面上有多种多样的饮用水，例如纯净水、矿泉水等，个人可视自身情况进行选购。一般情况下，家中的自来水经煮沸后即可饮用，不但取用方便、价格便宜，而且还含有人体所需的多种营养物质。

　　不少办公地点可能不方便烧水，此时就要注意桶装水的卫生情况，还要避免饮水机保养不当造成的二次污染或长期只饮用其中一种饮用水（纯净水、矿泉水）造成体内营养的缺失问题。

　　此外，冰水对胃脏功能不利，日常宜饮用温开水，这有助于身体吸收利用。给身体喝水，还有助于改善皮肤。平时应主动喝水，不要等到口渴时再补充，其实此时人体已经处于缺水状态，长期如此会不利健康。喝水也不要暴饮，暴饮会加重心、肺、胃、肠的负担，引发消化不良、胃下垂，甚至心、肺衰竭。

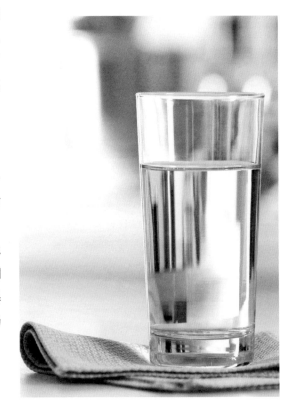

23 / 咖啡的健康问题

　　早上喝一杯咖啡已经成为很多上班族的生活习惯，但每个人应该根据自己的实际情况合理饮用。

　　研究资料显示，咖啡中的咖啡因有特别强烈的苦味，能刺激中枢神经系统、心脏和呼吸系统，从而调节情绪，让人变得有活力，并且可以减轻肌肉疲劳，促进消化液分泌，提升肠胃蠕动和肾脏排尿功能，帮助体内毒素的排出。常喝咖啡还可防止放射线伤害，减轻电器辐射对人体的伤害。咖啡具有抗氧化作用，常饮咖啡能让肌肤细胞保持充沛活力，防止细胞氧化，可改善肤质，从而对抗衰老。

　　但咖啡会刺激胃酸分泌，忌空腹饮用，尤其是胃溃疡患者更应谨慎。咖啡还会减少体内的钙质，引起骨质疏松。而且要纠正睡前喝咖啡的不良习惯，以免影响睡眠。儿童、孕妇、高血压病患者、消化系统疾病患者尽量避免饮用咖啡。

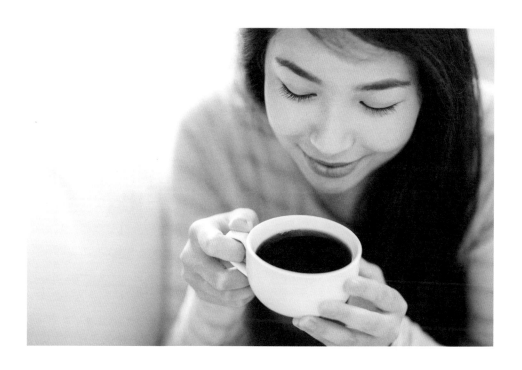

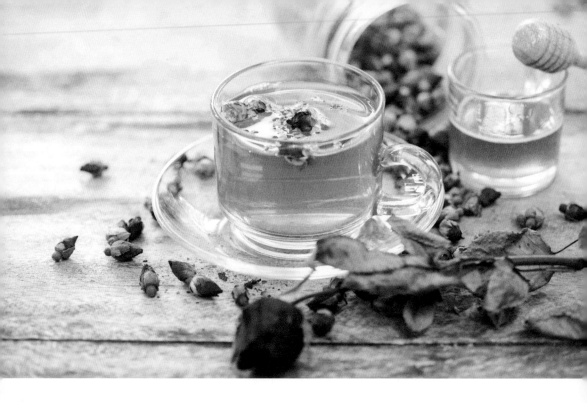

24 / 茶的健康问题

中国是世界上最早种茶、制茶和饮茶的国家。茶叶是我国人民生活的必需品，中国有着几千年的喝茶传统，是个茶文化浓厚的国度。不少品质优异的茶还成为了某些地区的名片，比如英德红茶、黄山毛峰、西湖龙井、武夷大红袍等。

茶文化也是饮食文化的重要组成部分，喝茶有很多益处。

喝茶能清心、提神，可以明显增加人体内的双歧杆菌，可以提升人体免疫力。茶叶中的咖啡因能促进胃液分泌，帮助消化，增强人体对脂肪的分解能力，从而有助于预防糖尿病和心脑血管疾病。茶叶中的茶多酚对神经退化性疾病有明显的预防效果和疗效。茶叶还具有消毒、灭菌、抗皮肤老化的作用，人体长期吸收茶叶中的抗癌物质能有效预防皮肤癌、胃癌和肺癌等。

想要摄入茶水中的营养成分就要先掌握正确的喝茶方式。

掌握正确的喝茶方式

一是茶的种类。

茶的种类多样，例如绿茶、红茶、白茶、黑茶等。不同体质的人可以选用不同种类的茶。体虚的人可以喝红茶，年轻人或脑力劳动者可以喝绿茶，妇女可以喝花茶，肥胖者可以喝黑茶。

二是喝茶的时间。

一年中不同季节可以喝不同的茶，以发挥茶叶对身体最好的调节作用。春天可以喝花茶；夏天可以喝些性凉的茶，如绿茶、白茶；冬天喝暖胃的茶，如红茶、乌龙茶。

一天中喝茶的时间也要掌握好。睡前不要喝茶，以免造成失眠。

三是泡茶的方法。

平时泡茶水的温度要控制在 60℃左右，并且让茶叶浸泡 5 分钟后再喝，使有效成分析出，饮用后强身效果更佳。

冲泡时间不宜过长，否则茶叶中的有益物质会因氧化而减少，使茶汤营养价值大大降低。

四是饮用注意事项。

不要喝过浓的茶，浓茶中含有大量的咖啡因、茶碱等，刺激性很强，饮浓茶可导致失眠、头痛，对肠胃也不好。

不要养成一把茶叶泡一天的习惯，这样不但品尝不到茶的真味，茶汤搁置时间太久容易受到周围环境的污染，且长期浸泡容易使茶叶中的重金属析出，不利健康。另外不提倡喝隔夜茶。

饮用时还需注意水温，避免热水对口腔、食管的损害。

25 / 酒的健康问题

喝酒的益处

　　寒冷的冬季，喝酒能达到不错的御寒效果，特别是在我国北方较为寒冷的地区。"酒为水谷之精，味甘辛，其性热，其气悍，无所不至"强调的正是通风散寒、活血化瘀的功效，适量饮酒可加速血液循环，能改善体内代谢，消除疲劳和紧张。酒除了含有酒精，还含有多种有机酸、氨基酸、酯类、糖分、微量元素和维生素等人体所必需的营养物质。红葡萄酒是外国人日常饮食中不可缺少的角色，它可以减少有害胆固醇，提高良性高密度脂蛋白的含量，有助于防止动脉硬化症，可预防血栓，从而降低冠心病的患病率。大量研究表明，酒可安神助眠，失眠患者睡前饮少量酒，有利于睡眠，并能刺激胃液与唾液分泌，起到健胃的作用。酒精经肝脏分解时需要多种酶与维生素的参与，酒的酒精度数越高，机体所消耗的酶与维生素就越多，故应及时补充。

喝酒的危害

　　过度饮酒，酒精首先会损伤胃黏膜，长期如此，胃病的发病率就会增高。其次，酒精还会损害肝脏，肝是人体的排毒器官，酒精对肝脏的损伤作用主要由乙醇本身及其代谢产物乙醛所致。乙醇和乙醛的大量聚集会降低肝细胞内各酶的生物活性，影响糖、脂肪和蛋白质的正常代谢，改变细胞膜结构，造成肝细胞破坏、脂肪沉积，甚至肝纤维化、肝硬化。

　　男性长期过量饮酒容易导致慢性酒精中毒，患者会出现睾丸萎缩，导致精液质量下降。患有心血管疾病或肝肾功能不佳的人，应尽量不饮酒，避免病情加重。

　　有些人因体内缺乏乙醛代谢酶，不能迅速将乙醛转化成乙酸，故饮少量白酒后即可出现面颊、颈胸部皮肤潮红，严重者可出现心慌、气急或抑郁等症状，该部分人也应当控制饮酒。

如何健康饮酒

中国古书《酒谕》中载："非酒无以成礼，非酒无以成欢。"酒在中国有着悠久的历史，无论是节日宴请还是日常小酌，又或者是祭祀活动都少不了酒的身影。但喝酒也需掌握正确的方式才能让它的功效发挥出来。

一是忌空腹饮酒。

空腹时酒精吸收快，人容易喝醉，而且空腹喝酒对胃肠道伤害大，易引起胃出血、胃溃疡等病症。因此，饮酒前可以先饮用少量牛奶，利用食物中脂肪不易消化的特性来保护胃部，防止酒精渗透胃壁。

二是忌多种酒混合饮用。

每一种酒的成分或成分的含量存在差异，互相混杂时可能会发生反应，使人饮后不适，导致头痛、易醉等情况的发生。

三是忌大口猛喝。

因为酒的主要成分是乙醇，喝酒时宜慢慢饮入，这样人体就有充分的时间将乙醇分解掉，乙醇的产生量少就不易喝醉。而且酒精在肝脏代谢或通过肾脏、肺、皮肤等排泄也需要时间，缓慢饮酒有助于控制血液内酒精的浓度，减轻头疼等症状。

四是巧搭配，减轻难受感觉。

绿叶蔬菜中的抗氧化剂和维生素可以保护肝脏，豆制品中的卵磷脂也有保护肝脏的作用，喝酒时不妨搭配上绿叶蔬菜和豆制品。喝酒的同时多喝水，可以加快排尿，增加酒精的排泄。

五是适量饮酒有益健康，但酗酒伤身。

酒的种类多样，浓度差别也很大，选择适合自己的酒并适量饮用确实能延年益寿，但是不加节制地喝酒会给身体带来致命的危害。

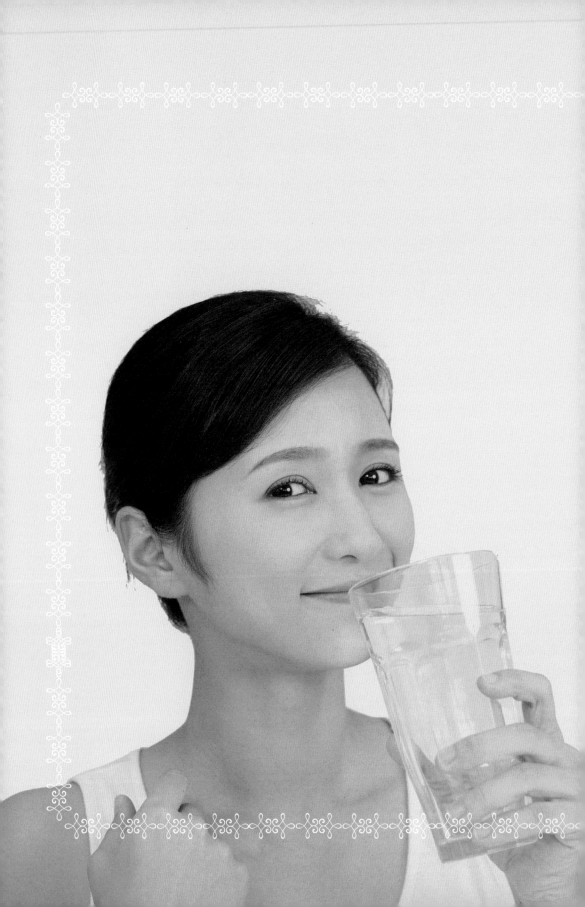

Chapter

3

轻松解读营养素

世界卫生组织提出人类需要的六大营养素包括糖类、蛋白质、矿物质、维生素、水、脂肪。生活中大家多多少少都听说过维生素C、钙、蛋白质等，但对于它们具体的作用、如何获取等方面还需要进一步的了解，以此给自己的健康搭建更具保障性的屏障。

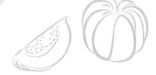

01 / 能量：生命的动力

{ 主要功效 }

植物从阳光中汲取热量，并通过光合作用合成自身所需的营养物质才得以成长。人体的生命活动也离不开能量的支持，例如维持心脏跳动、血液循环、肺部呼吸、腺体分泌、从事生产活动等。人体所需能量主要来源于食物中的蛋白质、脂肪和糖类。

人体能量摄取与消耗是否平衡可以通过两个指标来判断：

一是理想体重，其计算公式为：理想体重（千克）= 身高（厘米）– 105。若测量结果大于理想体重 10% 则为超重，若大于 20% 则为肥胖。

二是体重指数（BMI），其计算公式为：BMI = 体重（千克）÷ 身高（米）的平方。世界卫生组织（WHO）认为，BMI 在 18.5~24.99 为正常。

{ 常见症状 }

一般情况下，健康成年人的能量摄入和能量消耗是处于平衡状态的，摄入能量过多或过少都会引起体重增加或减轻，体重大幅度的波动并不利于人体健康。

营养师叮咛

当身体处于生长发育（特别是儿童和孕妇）或修复期间（如创伤患者）时，所需的能量也比其他时期要高。

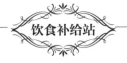

饮食补给站

能量的总量除了要满足身体的需要外，三大营养素提供能量的比例也要合理，其中糖类提供的能量应占膳食总能量的 55%~65%，脂肪占 25%~30%，蛋白质占 12%~14%，每一种都不能过多或过少，否则都会对健康不利。牛奶、坚果、肉类都是补充能量的良好来源。

02 / 蛋白质：生命的物质基础

{ 主要功效 }

蛋白质是构成生命的物质基础，蛋白质就像是我们生命大厦重要的建筑材料，我们机体中的每一个细胞和所有重要组成部分都有蛋白质的参与。

人体内蛋白质的种类很多，性质、功能也存在差异，但它们都是由 20 多种氨基酸按不同比例组合而成的，并在体内不断进行代谢与更新。它们可以充当机体的酶；充当运输蛋白，如血液中的血红蛋白；充当保护性蛋白，如抗体；充当皮肤、指甲、头发等组织中的结构蛋白；充当贮存蛋白和肌肉中的蛋白。

{ 常见症状 }

人体内的蛋白质每时每刻都在分解代谢，这就需要我们通过食物来加以补充。否则当饮食中蛋白质含量不足时，就会出现体重减轻、肌肉萎缩、免疫力下降、容易疲劳、贫血等症状。饮食不规律或生活压力较大的人容易导致身体蛋白质缺乏。

营养师叮咛

人体摄入的蛋白质并不是越多越好，因为蛋白质在人体内不能储存，过量摄入身体是无法吸收的，这样就会使人体产生代谢障碍，造成蛋白质中毒，严重者甚至会死亡。

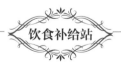

饮食补给站

人体的生长、发育、运动、遗传、繁殖等一切生命活动都离不开蛋白质。富含蛋白质的食物包括肉类、蛋类、豆类、水产类和干果类等，餐桌上常见的牛肉、羊肉、猪肉、鸡肉、鸡蛋、虾、蟹、黄豆等均是维持我们身体健康和活力的营养食物。

03 / 脂肪：生命运转的必需品

{ 主要功效 }

脂肪是人体能量的主要来源，可提供人体不能合成的必需脂肪酸。脂肪中所含的碳和氢比糖类中的多，因此在氧化时可释放出较多热量，是营养素中产热量最高的一种。脂肪能促进脂溶性维生素的吸收，例如维生素 A、维生素 D、维生素 E、维生素 K。脂肪中的磷脂和胆固醇是人体细胞的主要成分，脑细胞和神经细胞中含量最多。一些固醇则是制造体内固醇类激素的必需物质，如肾上腺皮质激素、性激素等。脂肪还有保护内脏器官、滋润皮肤、保持体温和防震作用。

{ 常见症状 }

脂肪在胃内的停留时间较长，食用脂肪含量高的食品后不容易产生饥饿感。如果长期摄入脂肪过多的食物，会妨碍身体对其他营养的吸收，也会影响体内的代谢功能、内分泌功能等。脂肪的堆积还会引起肥胖，诱发高血压、高脂血症、糖尿病等疾病。

营养师叮咛

人们外出就餐时偏好油炸类食品，也喜欢食用较多油烹制出的色泽诱人的菜品。但这类食品还是尽量少吃或者不吃，过多的脂肪摄入对消化不利。

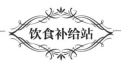

饮食补给站

人体从食物中获取的脂肪包括动物性脂肪和植物性脂肪。其中动物性脂肪主要由饱和脂肪酸组成，如肥肉中所含的脂肪。西方国家偏向于使用橄榄油，这种油中含有丰富的单不饱和脂肪酸，可预防心脏疾病和癌症。市面上能购买到的橄榄油也分不同的等级，其中以"特级初榨橄榄油"的营养价值最高。

04 / 糖类：能量来源

{ 主要功效 }

葡萄糖、蔗糖、淀粉和膳食纤维等都属于糖类。糖类是人类及其一切生物体维持生命活动所需能量的主要来源，为大脑提供源源不断的能量，以保持脑部的正常发育和运作。糖类也是构成细胞和组织的重要成分，每个细胞都含有糖类，其含量为 2%~10%。

人体摄入的糖类在体内经消化变成葡萄糖或其他单糖参加机体代谢。每克葡萄糖产热 16 千焦（4 千卡）。联合国粮农组织建议，健康人群的糖类供给量为总能量摄入的 55%~65%。

{ 常见症状 }

膳食中缺乏糖类将导致全身无力、疲乏、血糖含量降低，产生头晕、心悸、脑功能障碍等。严重者会导致营养不良、体重下降、免疫力下降，甚至低血糖昏迷。

营养师叮咛

当血糖浓度下降时，脑组织可因缺乏能量而使脑细胞功能受损，造成脑功能障碍。因此，应该每日补充合理的糖类以保证身体健康。

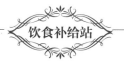

饮食补给站

糖类的主要食物来源包括各种纯糖食品及饮料、谷物（如水稻、小麦、玉米、大麦、燕麦、高粱等）、水果（如甘蔗、甜瓜、西瓜、香蕉、葡萄等）、干果类、干豆类、根茎蔬菜类（如胡萝卜、番薯等）等。《中国居民膳食指南（2016）》提出了六条核心推荐，其中第一条即为"食物多样，谷类为主"。谷物物美价廉，是生活中最主要，也是最经济的热量来源。

05 / 维生素：维持生命的要素

{主要功效}

与前面提到的蛋白质、脂肪、糖类不同，维生素既不参与构成人体细胞，也不为人体提供能量。但它却在人体生长、代谢、发育过程中发挥着重要的作用。

维生素就是人们常说的"维他命"（Vitamin），是维持生命的营养素。人体犹如一座极为复杂的化工厂，不断地进行着各种生化反应。维生素则经由酶系统来参与人体物质与能量代谢，有着"生命催化剂"的美誉。其中，维生素 A 能守护眼睛，维生素 B_{12} 能改善睡眠，维生素 D 能强化骨骼与牙齿，维生素 E 能保持肌肤活力。

{常见症状}

人体所需的大部分维生素都需要在日常食物中获取，自身能合成的仅有少数几种。人体对维生素的需要量很小，日需要量常以毫克或微克计算。但是如果长期缺乏某种维生素，就会引起生理机能障碍而引发某种疾病。

营养师叮咛

蛋白质、脂肪等营养素普遍需要经过消化等代谢作用才能被人体吸收，但维生素进入人体内不需要经过代谢即可发挥作用，可以直接被人体吸收。日常摄入维生素要按需补充，摄入过多对人体无益，严重时会引发疾病，甚至导致死亡。

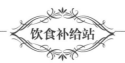

饮食补给站

研究显示，蔬菜和水果中含有较为丰富的维生素，只要日常饮食均衡便可摄入人体所需的量，但不良的生活习惯也会使维生素流失，例如，长时间使用电脑会损耗维生素 A，吸烟或被动吸烟会损耗维生素 C 等，此时就需要另外补充，以保证机体代谢的有序运行。

06 维生素A：视觉保护神

{ 主要功效 }

维生素 A 又称视黄醇。维生素 A 在维持正常视觉功能与骨骼正常生长发育方面有着重要作用。

维生素 A 属于脂溶性维生素，因此与脂肪类食物同食有利于维生素 A 的吸收。最初的维生素 A 形态只存在于动物性食物中，植物性食品中不含有维生素 A，但植物中的 β - 胡萝卜素及其他胡萝卜素可在人体内合成维生素 A，其中又以 β - 胡萝卜素的转换效率最高。而且 β - 胡萝卜素本身就具有抗衰老、预防癌症和心脏病、提升免疫力等功效。

{ 常见症状 }

在不发达国家中普遍存在因缺乏维生素 A 引起干眼症而致盲的病人，维生素 A 缺乏症的高发期为 1~4 岁，儿童缺乏维生素 A 会使体液免疫和细胞免疫功能下降，病菌就容易在体内肆虐，严重者甚至会造成死亡。

营养师叮咛

儿童挑食、偏食等习惯都会造成维生素A缺乏，而适量补充维生素A可以降低儿童罹患慢性腹泻、传染性疾病（如麻疹）的风险，家长应根据孩子的具体情况并结合医生的指导给孩子合理地补充维生素A。成年人每天摄取600~700毫克维生素A即可保持皮肤、免疫系统的健康。

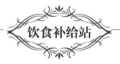

饮食补给站

动物性食物如肝脏、肾脏、鱼肝油、黄油、蛋黄等均含有丰富的维生素 A。黄绿色蔬菜、水果富含 β - 胡萝卜素，日常可食用芒果、胡萝卜、芦笋、韭菜、西蓝花等来补充维生素 A。

07 / 维生素B₁：精神振奋剂

{ 主要功效 }

维生素 B₁ 又称硫胺素，18 ～ 19 世纪脚气病在中国、日本，尤其在东南亚一带广为流行，当时每年约有几十万人死于脚气病。中国古代医书中早有治疗脚气病的记载，中国名医孙思邈已知用谷皮治疗脚气病。在现代医学上，维生素 B₁ 制剂治疗脚气病和多种神经炎症有显著疗效。

维生素 B₁ 以辅酶形式帮助糖类在呼吸作用中分解并制造出维持生命的热量，有保护神经系统的作用；还能维持肌肉的弹性，帮助正常的消化腺分泌和胃肠道蠕动，增加食欲、促进消化。

{ 常见症状 }

缺乏维生素 B₁ 时会引起疲倦、健忘、气喘、下肢肿胀、焦虑不安等症状，严重时会出现神经麻痹和知觉麻痹现象，长期缺乏则会引发脚气病和韦尼克脑病，使心脏与肌肉功能受损，甚至造成死亡。

营养师叮咛

成年人维生素B₁的日均摄入量约为1.2毫克。食物中的维生素B₁在加热的过程中容易遭到破坏，也容易溶于水，因此，在煮面条、炖肉时，连汤带汁食用可保证维生素B₁的摄取。

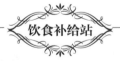

饮食补给站

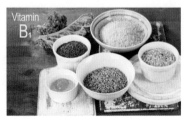

维生素 B₁ 主要存在于种子的外皮和胚芽中，如米糠和麸皮中维生素 B₁ 的含量就很丰富。此外，所有谷类、干果和豆类中，以及动物肝脏、瘦肉、白菜和芹菜中含量也较丰富。

08 / 维生素B₂：身体修复高手

{ 主要功效 }

维生素 B₂ 又叫核黄素。绝大多数维生素都是无色的，但维生素 B₂ 为橙黄色针状晶体。维生素 B₂ 参与体内生物氧化与能量代谢，与糖类、蛋白质、核酸和脂肪的代谢有关，能够提高机体对蛋白质的利用率，促进生长发育和细胞的再生。维生素 B₂ 还具有保护皮肤毛囊黏膜及皮脂腺的功能，可促使皮肤、指甲、毛发的正常生长，同时帮助预防和消除口腔内、唇、舌及皮肤的炎反应。

维生素 B₂ 能有效分解过氧化脂，经常补充维生素 B₂ 可以阻止体内过氧化脂类的形成，保护血管，预防动脉硬化疾病。

{ 常见症状 }

维生素 B₂ 被誉为"口角炎克星"，由于摄入不足、酗酒而导致的维生素 B₂ 缺乏会引发口角炎、唇炎、舌炎、眼结膜炎和阴囊炎等炎症，儿童长期缺乏会导致生长迟缓。

营养师叮咛

为满足每日身体组织的需要，维生素B₂必须由饮食适量供给。一般情况下，建议成年人每天维生素B₂的摄入量为1.3毫克左右。维生素B₂与维生素B₆、维生素C及叶酸一起作用，效果最佳。

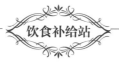

饮食补给站

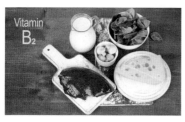

维生素 B₂ 广泛存在于植物性和动物性食物中，其中，动物性食物中维生素 B₂ 的含量较植物性食物内的高，尤其是动物内脏、蛋类食物、乳制品等，豆类食物、绿叶蔬菜中含量也较为丰富。

09 / 烟酸：癞皮病的克星

{ 主要功效 }

烟酸即维生素 B_3，是一种水溶性维生素，但其在酸、碱、氧气、光火加热的条件下都不易被破坏，是较为稳定的维生素。烟酸在人体内转化为烟酰胺参与体内脂质代谢、组织呼吸的氧化过程和糖类无氧分解的过程，可促进消化系统的健康，减轻胃肠障碍，使皮肤更健康，预防和缓解严重的偏头痛，促进血液循环，使血压下降，减轻腹泻现象。

{ 常见症状 }

患者起初呈现皮肤异常和疲劳乏力问题，紧接着是咽喉红肿、腹泻，然后是中枢神经系统紊乱、精神失常，到最后，全身内脏器官、消化器官会变形坏死，并导致死亡。

营养师叮咛

一般成年人每日应补充约13毫克的烟酸，部分人群对烟酸的需求量较大，如经常以玉米为主食的人、精神分裂患者、长期失眠者、胆固醇偏高者、皮肤对太阳光线敏感者等。

饮食补给站

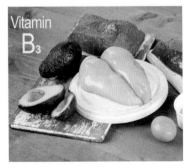

烟酸及烟酰胺广泛存在于食物中。植物性食物中存在的主要是烟酸，动物性食物中以烟酰胺为主。饮食治疗膳食中可增加肝脏、瘦肉、鱼肉、家禽、坚果类、乳类、蛋类及豆制品类，帮助补充烟酸。

10 / 泛酸：神经强壮剂

{ 主要功效 }

泛酸即维生素 B_5，在希腊语中意为无处不在的酸类物质，其存在于各种各样的食物中。泛酸是一种辅酶，能帮助蛋白质、脂肪和糖类的分解，具有制造抗体功能，在维护头发、皮肤及血液健康方面亦扮演重要角色。

此外，泛酸还被称为"抗压力的维生素"，因为它能维持帮助身体应付各种压力的肾上腺的健康功能。

{ 常见症状 }

缺乏泛酸会有血糖过低、持续倦怠、眩晕、失眠、食欲不振、紧张、头痛甚至晕倒等症状。身体缺乏泛酸也是头发提早变白的重要原因。

营养师叮咛

缺乏泛酸也是造成过敏的主要原因，在喂食牛奶的婴儿之中，60%都曾经有过敏的现象，母乳喂养的婴儿则没有这种现象。因为牛奶、罐装鲜乳及婴儿配方食品中所含的泛酸，在消毒的过程中大部分都已经流失。

饮食补给站

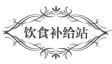

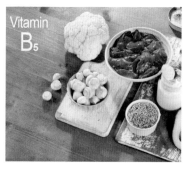

健康的成人每天摄取泛酸 5 毫克左右较为适当。但人类对泛酸的需要量，随着每天所承受的压力大小而异。未精制的谷类、绿叶蔬菜、坚果类、动物内脏等都是泛酸的良好食物来源。

11 / 维生素B₆：万能吸油纸

{ 主要功效 }

维生素 B$_6$ 为人体内某些辅酶的组成成分，参与多种代谢反应，尤其是和氨基酸代谢有密切关系。维生素 B$_6$ 具有防止贫血和糖尿病、抗过敏、利尿解毒的作用。

同时，妇女的雌激素和皮脂激素代谢也需要维生素 B$_6$，有"女性的维生素"的昵称。女性经前雌激素的分泌增加，此时血液中的维生素 B$_6$ 浓度就会降低，从而导致身体与心情的不适，适量摄取维生素 B$_6$ 不仅能治疗女性经前综合征，还能改善面部油腻、胆固醇过高、动脉硬化等多种身体毛病。

{ 常见症状 }

缺乏维生素 B$_6$ 一般会出现身体虚弱、食欲不振、失重、呕吐、下痢、精神萎靡、嗜睡、忧郁、易激惹等症状，严重缺乏时会有运动功能下降、出现粉刺、舌炎、口腔炎、贫血、关节炎、头痛、掉发、小孩痉挛等问题。

营养师叮咛

为了更好地吸收维生素 B$_6$，在烹调的过程中尽量简化烹制过程，缩短烹制时间，以减少高温对食物中的维生素 B$_6$ 的破坏。

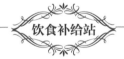

饮食补给站

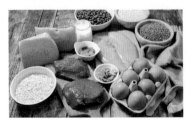

一般成年人对维生素 B$_6$ 的每日正常摄入量约为 1.5 毫克。维生素 B$_6$ 在酵母菌、肝脏、谷粒、肉、鱼、蛋、豆类及花生中含量较多。

12 / 叶酸：胎儿守护神

{ 主要功效 }

1941 年美国科学家米切尔从菠菜叶中提取出一种纯化的物质，并命名为叶酸，即维生素 B_9。叶酸是一种橘黄色的结晶粉末物质。叶酸帮助蛋白质的代谢，并与维生素 B_{12} 共同促进红细胞的生成和成熟，是制造红细胞不可缺少的物质。研究显示，叶酸具有预防胎儿畸形的作用，对孕妇尤其重要，如果女性在妊娠期摄入的叶酸量偏少，会导致胎儿脊髓脊膜膨出以及唇裂、心脏和尿道畸形等生理缺陷。

{ 常见症状 }

膳食中缺乏叶酸会使血液中高半胱氨酸水平提高，易引起动脉硬化并诱发结肠癌和乳腺癌。婴儿缺乏叶酸会引起有核巨红细胞性贫血，孕妇缺乏叶酸会引起巨幼红细胞性贫血。

营养师叮咛

叶酸缺乏症会引起的疾病很多，也颇为医学界关注，尤其是婴儿、青少年和孕妇等群体。

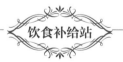

饮食补给站

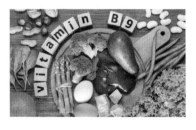

叶酸广泛存在于各种动植物食品中，如动物肝脏、蛋类、鱼类、绿叶蔬菜、柑橘和香蕉等。建议成年人每日叶酸摄入量为 0.4 毫克，为身体健康提供保障，同时可预防大肠癌和心脏病等疾病。

13 / 维生素B₁₂：血液之母

{ 主要功效 }

维生素 B₁₂ 因含钴而呈红色，又称红色维生素。维生素 B₁₂ 与叶酸可帮助合成红细胞中的血红蛋白，当体内缺乏维生素 B₁₂ 时，造血过程就无法顺利进行，红细胞减少，会形成异常的巨红细胞，导致恶性贫血。维生素 B₁₂ 还与神经髓鞘中的脂蛋白合成有关，缺少这种脂蛋白，神经纤维就容易发生坏死以及损伤大脑。另外，维生素 B₁₂ 能帮助消化、增进食欲，对少年儿童的生长发育也很重要。

{ 常见症状 }

缺乏维生素 B₁₂ 的患者一般面容泛黄、神色疲惫，血液中的红细胞数仅为正常人的 1/3 或者更少。另外，牙龈出血、味觉衰退、身体虚弱、体重下降、身体酸痛、精神涣散、心情不安等都是缺乏维生素 B₁₂ 的常见症状。

营养师叮咛

维生素 B₁₂ 储藏在肝脏中，一般储存量可供3~6年的需要，用尽半年之后才会出现缺乏症状。

饮食补给站

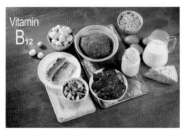

植物性食物中几乎不含维生素 B₁₂，因此，维生素 B₁₂ 的补充途径是多吃一些动物性食物，如肉类（鸡肉、瘦肉、鱼）、蛋类及乳制品等。

14 / 维生素C：提高免疫力

{ 主要功效 }

维生素 C 又称抗坏血酸，是一种水溶性维生素。1932 年有科学家证明维生素 C 是抗坏血病的重要物质。维生素 C 是促进胶原蛋白生成必不可少的物质，而胶原蛋白则是人体的一个主要结构部分，主要存在于结缔组织中。人体中约 30% 的蛋白质是由胶原蛋白构成，起着黏结剂一样的作用，负责连接细胞，创造出强健的牙龈和血管、骨骼和肌肉等。

{ 常见症状 }

维生素 C 缺乏，早期会出现消化不良、烦躁不安、面色苍白、低热等症状，病情加重时身体会出现程度不同和大小不等的出血点，且难以止住，皮肤等伤口愈合也缓慢。对牙龈健康的影响较大，会增加细菌感染的风险。

营养师叮咛

维生素C除了具有增强抵抗力的功效，最新研究发现，它还是一种特别有效的抗氧化剂，能防癌抗癌、祛斑美白。因为维生素C能捕捉游离的氧自由基，阻断诱癌物质——亚硝胺的合成，帮助排出体内毒性物质，调节皮肤血管通透性以防止皮肤老化。

饮食补给站

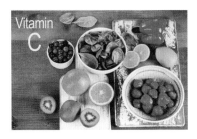

维生素 C 的主要食物来源是新鲜蔬菜与水果。在茼蒿、苦瓜、菠菜、土豆、韭菜、鲜枣、草莓、柑橘、柠檬等蔬果中的含量丰富。

15 / 维生素D：强身壮骨

{ 主要功效 }

维生素 D 的发现是人们与佝偻病抗争的结果。16~19 世纪，英国许多工业区都可以看到由于患佝偻病而致残的儿童，后来人们发现进食鱼肝油能治疗佝偻病。直到 20 世纪初期，人们才最终确认维生素 D 缺乏是引起佝偻病的主要病因。

维生素 D 的前体（生成维生素 D 的原料）存在于皮肤中，当阳光直射时会发生反应转化为维生素 D_3，其具有抗佝偻病作用，又称抗佝偻病维生素。维生素 D 主要用于组成和维持骨骼的强壮。

{ 常见症状 }

维生素 D 缺乏会导致少儿佝偻病和成年人的骨软化症。佝偻病多发于婴幼儿，主要表现为多汗、夜惊、易激惹等神经精神症状和骨骼的变化。骨软化症多发生于成人，尤其是妊娠多产的妇女及体弱多病的老人。常见的症状是骨痛、畸形和自发性骨折等。

> **营养师叮咛**
>
> 维生素D过量造成的主要毒副作用是血钙过多，早期征兆主要包括便秘、头痛、头昏眼花、肌肉骨头疼痛等，晚期症状包括发痒、骨质疏松症、体重下降、肌肉和软组织石灰化等。

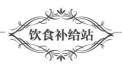
饮食补给站

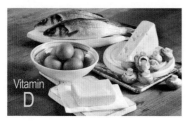

维生素 D 有着"阳光维生素"的美誉。研究显示，只要每天接触半小时的阳光，就能满足人体对维生素 D 的需求量。海鱼、动物肝脏、蛋黄、乳酪、坚果等均含有较丰富的维生素 D。

16 / 维生素E：抗衰老防皱

{ 主要功效 }

维生素 E 是一种脂溶性维生素，呈淡黄色油状，人体不能合成。维生素 E 能够强化黄体激素及男性激素的分泌，促进精子的生成和成熟，是维持人体正常生殖能力必不可少的物质。维生素 E 还能促进 DNA 和蛋白质的合成，延长红细胞寿命，延缓血管和组织的衰老。其全面、高效的抗氧化作用能保护细胞膜上的多不饱和脂肪酸免受自由基的攻击，维持细胞膜的完整性，细胞膜的蛋白活性结构稳定亦可促进肌肉的正常发育及保持肌肤的弹性，让肌肤和身体保持活力。

{ 常见症状 }

维生素 E 缺乏时，可引起生殖障碍，男性睾丸萎缩不产生精子，女性胚胎与胎盘萎缩引起流产；也会阻碍女性脑垂体调节卵巢分泌雌激素等，诱发更年期综合征、卵巢早衰；还会造成肌肉、肝脏、骨髓和脑功能异常。

营养师叮咛

中国居民维生素E的摄入情况较西方有所不同。我国居民膳食结构中主要以植物性食物为主，维生素E的摄入量普遍较高。如果没有脂肪吸收障碍，保持均衡的饮食，膳食中提供的维生素E已基本满足正常的人体需要，无须再另外补充。

饮食补给站

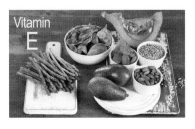

富含维生素 E 的食物包括果蔬、坚果、瘦肉、乳类、蛋类、压榨植物油等。其中植物油是维生素 E 最好的食物来源。

17 / 维生素K: 止血护肝

{ 主要功效 }

维生素 K 又叫凝血维生素，是促进血液正常凝固及骨骼生长的重要维生素。

维生素 K 具有直接的护肝和消炎的作用，对肝炎所致的黄疸和谷丙转氨酶升高者，能使胆红素水平下降，并达到转酶的效果。

同时，维生素 K 能调节神经系统，缓解生理期女性的精神压力问题，起到镇静、镇痛的效果。还能缓解平滑肌痉挛，减轻子宫平滑肌痉挛引起的疼痛，具有良好的凝血作用，可减少生理期大量出血，预防血崩。

{ 常见症状 }

维生素 K 缺乏症又称获得性凝血酶原减低症。缺乏维生素 K 时机体中凝血酶原的合成会减少，导致出血时间延长。新生儿出血疾病包括吐血、肠道出血等；成人不正常凝血会导致鼻出血、牙龈出血、呕血、血尿及月经量过多等。

营养师叮咛

人体对维生素K的需要量少，但新生儿却极易缺乏维生素K，其中新生儿出血症就与维生素K缺乏有关。为了防止这种疾病的发生，女性在怀孕期间应适量补充富含维生素K的食物。

饮食补给站

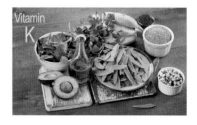

深绿色蔬菜及优酪乳是日常饮食中容易取得维生素 K 的补给品，建议食用莴笋、圆白菜、菠菜、芦笋、芹菜等。食物中的维生素 K 在烹调中受损程度很轻微，日常从食物中比较容易摄取。

18 / 矿物质：人体必需的元素

｛主要功效｝

矿物质是人体内无机物的总称，也是构成人体组织和维持正常生理功能必需的各种元素的总称。矿物质和维生素一样，是人体必需的元素。

虽然矿物质在人体内的总量不及体重的 5%，也不能提供能量，但我们的机体每天都需要一定数量的矿物质来参与机体的新陈代谢过程。矿物质也是维持机体酸碱平衡和正常渗透压的必要条件。身体对钙、镁、钾、钠、磷、硫、氯 7 种元素的需求量较大，约占矿物质总量的 60% ~ 80%，称为宏量元素；其他元素如铁、铜、碘、锌、硒等，在机体内含量少于 0.005%，被称为微量元素。

｛常见症状｝

矿物质缺乏所导致的症状，在极端情形下可能威胁人的生命。需要注意的是，部分矿物质需要量很少，生理作用剂量带与中毒性剂量带距离较小，过量摄入易中毒。

营养师叮咛

矿物质在人体新陈代谢过程中，每天都有一定量随各种途径，如粪、尿、汗、头发、指甲、皮肤及黏膜的脱落排出体外。因此，必须通过饮食合理补充。

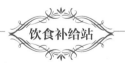

饮食补给站

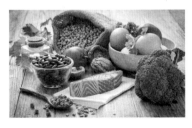

矿物质的种类多样，饮食中可根据具体缺乏的某种矿物质进行补充，一般情况下，海产品、动物肝脏和奶、豆及其制品等食物中就含有丰富的矿物质。

19 / 钙：骨骼健康的基础

{ 主要功效 }

钙是人体中含量最多的矿物质组成元素，约占人体重量的 1.4%。钙是骨骼构成的重要物质，也是人体神经传递、肌肉收缩、血液凝结、激素释放和乳汁分泌等所必需的元素。

研究显示，晚上睡前补钙吸收更好。临睡前补钙可以为夜间的钙调节提供钙源，防止引发低钙血症。钙也与神经的稳定有关，具有镇静催眠作用。

{ 常见症状 }

人体中钙含量不足或过剩都会影响生长发育和身体健康。小儿缺钙严重时，肌肉肌腱均松弛。如果是脊柱的肌腱松弛，可出现驼背。若学习走路时缺钙，可使骨质软化，站立时身体重量使下肢弯曲，有的表现为"X"形腿，有的则为"O"形腿，且易发生骨折。

营养师叮咛

医学界把婴幼儿期称为"补钙的临界期"，过了临界期，即使补充再多的钙，也不能使婴幼儿已经落后的机体组织重新发育至正常水平，所以千万不要错过婴幼儿补钙的黄金时期。

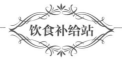
饮食补给站

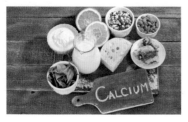
奶和奶制品含有丰富的矿物质和维生素，含钙量大而且容易吸收，虾皮、海带、排骨汤等也是补钙的佳品。此外，多吃含维生素 D 丰富的食物，如猪肝、羊肝、牛肝，来促进钙的吸收。

20 / 铁：为血液注入新鲜成分

{ 主要功效 }

铁是人体内最常见的微量元素。铁参与氧气的运输和储存，红细胞中的血红蛋白是运输氧气的载体，而铁是血红蛋白的重要组成成分。铁还参与红色肌肉色素肌红蛋白的合成，肌红蛋白负责把氧气贮藏进肌肉，并在需要时将它释放出来。铁还可以促进发育，增加抵抗疾病的能力，调节组织呼吸，防止疲劳，预防和治疗因缺铁而引起的贫血，使皮肤恢复良好的血色。

{ 常见症状 }

身体缺铁时不只是表现为贫血（血红蛋白低于正常），随着缺铁程度加重及病情的发展，轻度贫血患者会出现面色苍白、头晕耳鸣、注意力不集中等症状；病情加重时患者心跳会加快、全身乏力、食欲与身体抵抗力下降；严重贫血时可出现心脏扩大、心电图异常，甚至心力衰竭等症状。

营养师叮咛

人体会因为营养不均、外伤等导致缺铁。女性由于每个月的生理周期，也会导致大量血铁质的流失。因此，女性对于铁质的需求度远比男性高。

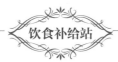

饮食补给站

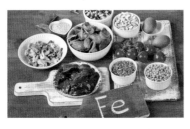

维生素 C、锌和锰能促进人体对铁的吸收，因此，建议日常饮食中将富含铁的食物与富含维生素 C 的食物搭配食用。肉类是含铁丰富的食物，其被人体吸收利用的效果比植物性食物要好。

21 / 锌：促进身体发育

{ 主要功效 }

在人体新陈代谢过程中发挥着重要作用，可提高多种酶的活性，防止氨基酸的代谢发生紊乱，避免蛋白质的合成出现障碍并最终干扰细胞分裂和生长。因此，锌有利于生长发育、智力发育和提高免疫力。

{ 常见症状 }

当人体内锌缺乏时，可能导致各种不良影响，如伤口不易愈合、皮肤粗糙、脱发、容易疲劳、睡眠质量下降、机体抵抗力低下等，也可能导致情绪不稳、多疑、抑郁等。缺锌还会导致味觉下降，出现厌食、偏食甚至异食情况。

营养师叮咛

锌元素大量存在于男性睾丸中，参与精子的整个生成、成熟和获能的过程。男性一旦缺锌，就会导致精子数量减少、活力下降、精液液化不良，最终导致男性不育。孕妇缺锌可引起胎儿畸形。处于生长发育期的儿童、青少年如果缺锌，会导致发育不良，缺乏严重时将会导致"侏儒症"和智力发育不良。

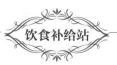

饮食补给站

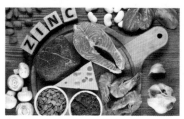

锌元素主要存在于海产品和动物内脏中，羊肉、牛肉、牡蛎、小麦胚芽、花生、燕麦片等都是锌的良好膳食来源。

22 / 硒：抗癌之王

{ 主要功效 }

科学研究发现，血硒水平的高低与癌的发生息息相关。硒元素是抗氧化剂谷胱甘肽过氧化物酶的活性成分，人体补充了充足的硒元素，就能有效清除自由基，达到抗氧化、延缓衰老的目的。硒如果配合维生素 E、β - 胡萝卜素进行适量补充，功效会更加显著。

临床表明，硒对提高视力有明显的作用，能治疗白内障、视网膜病等多种眼疾。此外，硒与金属的结合力很强，能抵抗镉对肾、生殖腺和中枢神经的毒害。硒与体内的汞、锡、铊、铅等重金属结合，形成金属硒蛋白复合而解毒、排毒。

{ 常见症状 }

人体缺硒的表现主要是脱发、脱甲，部分患者出现皮肤症状，少数患者可出现神经症状及牙齿损害。

营养师叮咛

补硒可以保护造血系统，能最大限度地减少辐射伤害。因此，经常接触有毒有害工作的人，尤其需要注意补硒。另外，在工作环境中或生活中，经常接触电视、电脑、手机等辐射干扰的人，同样需要补硒。

饮食补给站

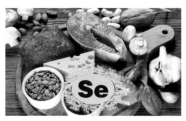

糙米、大麦、动物内脏、海鲜、蘑菇、鸡蛋、大蒜、芦笋等含硒元素都比较高，缺硒的人群可以适量补充。富含维生素 A、维生素 C、维生素 E 的蔬果也可以促进硒的吸收。

23 / 碘：甲状腺的守护神

{ 主要功效 }

碘应该是人们较为熟悉的人体必需的微量元素之一，碘缺乏是目前已知导致人类智力障碍的原因之一，因此有着"智力元素"的称号。碘是维持人体甲状腺正常功能所必需的元素。碘的摄入可帮助甲状腺激素的产生，而甲状腺激素又是机体新陈代谢顺利进行的重要保证，由此可见，碘与人类的健康息息相关。

食物中缺乏碘会造成一定的心理紧张，导致精神状态不佳。经常食用含碘的食物有助于消除紧张、帮助睡眠。

{ 常见症状 }

当人体缺碘时就会患甲状腺肿大，甲状腺肿大可引起吞咽困难、气促、声音嘶哑、精神不振。在胎儿或婴幼儿脑发育的一定时期内也必须依赖甲状腺激素，它的缺乏会导致不同程度的脑发育落后，出生后会有不同程度的智力障碍。

营养师叮咛

值得注意的是，人体摄入过多的碘也是有害的，日常饮食碘过量会引起"甲亢"。因此，个人需要在正常膳食之外特意"补碘"的，应经过正规体检，认真听取医生的建议，切不可盲目"补碘"。

饮食补给站

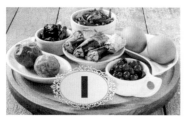

在各类补碘的措施中，食用碘盐是最为经济实惠的群防群治措施。而很多海产品，如海带、海鱼、海虾和海菜中也富含碘，经常食用也有补碘的作用。

24 / 磷：构成细胞的重要元素

{ 主要功效 }

磷存在于人体所有细胞中，在生物体的遗传代谢、生长发育、能量供应等方面都是不可缺少的。磷还是使心脏有规律地跳动、维持肾脏正常机能和传达神经刺激的重要物质。人体内约80%的磷集中于骨骼和牙齿，其余的分布于全身各组织及体液中，其中一半存在于肌肉组织中。在骨骼的发育与成熟过程中，钙和磷的平衡有助于矿物质的利用。磷酸盐能调节维生素D的代谢，维持钙的内环境稳定。

{ 常见症状 }

磷发挥着构成机体支架和承担负重的作用。身体对磷摄入或吸收的不足时会出现低磷血症，引起红细胞、白细胞、血小板的异常，引起骨骼、牙齿发育不正常，导致骨软化症的发生。另外，机体缺乏磷时，烟酸也不能被吸收，还会导致食欲不振、免疫力下降。

营养师叮咛

一般情况下，成人每日磷需求量为800~1000毫克。如果摄取过量的磷，会破坏矿物质的平衡和造成缺钙，严重时会导致高磷血症，使血液中血钙降低，引起骨质疏松。

饮食补给站

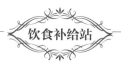

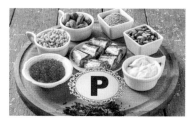

日常可通过食用可可粉、南瓜子、大豆粉、麦麸、牛肉、干酪、鱼、猪肉、羊肉、果仁、花生酱等来补充磷。

25 / 钠：维持血压平衡

{ 主要功效 }

钠主要存在于细胞外液和骨骼中，是细胞维持渗透压的必需元素。钠调节细胞外液容量，维持血压正常，并且具有加强神经肌肉兴奋性的作用。

钠和氯组合在一起便是氯化钙（食盐），由于食盐广泛存在于各种食品中，所以人体一般较少出现缺钠的不良现象。

{ 常见症状 }

最常见的缺钠情况大概就是天气炎热或体育运动后过度出汗导致的，此时可能因盐分流失出现疲劳、肌肉痉挛等症状。但是钠的摄入量过多时却会危害健康。流行病学调查表明，钠的摄入量和高血压发病呈正相关关系，因此，控制食盐的摄入量相当有必要。

营养师叮咛

为了避免钠摄入过量，最主要也最直接的手段就是控制每日的食盐摄入量。《中国居民膳食指南（2016）》中建议成人每天食盐不超过6克，但目前人们的日均食盐摄入量大大超出此值，长期如此会损坏机体健康。

饮食补给站

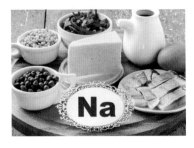

膳食中钠的来源多样，如酱油、味精等高钠调味品，还有含钠的加工食品，如咸菜、咸鱼、香肠等。血压较高的人群更适合少盐膳食。

26 / 水：生命之源

{ 主要功效 }

　　水是人体的重要组成部分，婴幼儿体内的含水量占身体总体重的 70%~80%，随着年龄的增长，人体内的含水量也会逐渐减少，一般成人体内的含水量占身体总体重的 60% 左右。水参与体内一切物质的新陈代谢，维护正常的细胞功能。人体的许多生理活动都离不开水，如消化、吸收、分泌和排泄等。水不仅是体内营养和代谢产物的溶剂，同时在维持人体的内环境稳定，参与体温的调节，润滑器官、关节及肌肉上扮演着重要的角色。

{ 常见症状 }

　　研究显示，失水占体重的 2%，人体会出现口渴、排尿减少的情况；当失水占体重的 10% 左右时，人体会出现全身无力、脉搏加快、心情烦躁、皮肤失去弹性等现象；若失水超过体重 20% 时，会导致死亡。

营养师叮咛

　　日常应养成主动喝水的习惯，如果等到口渴时再喝水，身体其实已经处在缺水状态了。

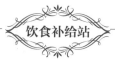

饮食补给站

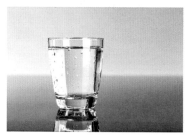

　　一般来说，一个人每天要从体内排出约 2.5 升的水，为保持体内水分的平衡，健康成人每天的流质供应就应该在 2.5 升左右。

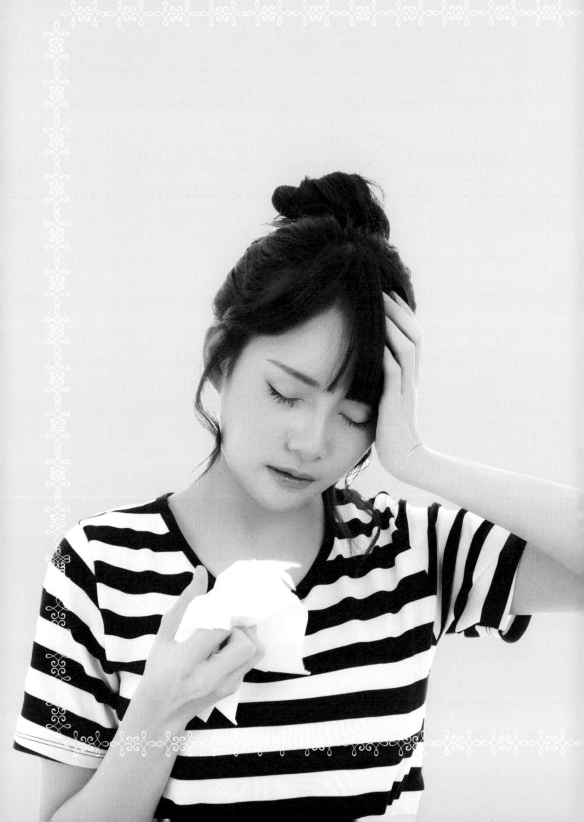

Chapter
4

不同疾病营养处方

食物有着强大的调理功效，合理的膳食不仅能让你尽快恢复健康，更能增强体质，降低今后患病的风险。

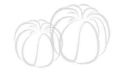

厌食

　　儿童缺锌会导致厌食。锌是构成多种蛋白质分子的必需元素，参与糖类、脂类、蛋白质和核酸的合成与降解等代谢过程。锌的生物配合物是良好的缓冲剂，可调节体液的 pH 值。锌被誉为"生命之花"，对人体健康有极大的辅助作用。

　　儿童缺锌，除了遗传、纯母乳喂养、低出生体重等原因外，主要是因为膳食安排不合理、饮食习惯不好，同时还与儿童消化吸收不良、锌流失过多有关系。

　　唾液中味觉素的组成成分之一是锌，锌缺乏时会影响味蕾的功能，使味觉功能减退。同时，缺锌会导致口腔黏膜增生和角化不全，脱落的上皮细胞堵塞了味蕾小孔，食物难以接触到味蕾，味觉变得不那么敏感。长期如此，孩子自然会厌食、没有食欲，进而导致孩子面黄肌瘦，不仅直接影响孩子的生长发育，还会造成抵抗力下降。

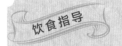

饮食指导

　　对于出现厌食症状的孩子，父母应该在儿童的饮食上采取以下措施：

◎首先，要遵循营养均衡原则，用多种类的食物代替单纯主食，尽量选择含锌量高、色彩鲜明的食物，不仅能补锌，还能提高儿童食欲。

◎其次，饮食应选择清淡、易消化而且富有营养的食物，多选取含锌量较多且有健脾作用的食物。

◎最后，由于儿童消化吸收功能有限，食物补锌的吸收率有限，可在食补外服用高活性的锌剂，见效较快。

◎特别提醒，燕麦粗纤维多，麸糖含植酸盐多，粗纤维及植酸盐均可阻碍锌的吸收，故补锌期间的食谱应适当精细些，注意粗细搭配。在补锌的同时也不要忘了补充钙与铁，钙与铁这两种矿物元素可促进锌的吸收与利用，加快机体恢复，因为这三种元素有协同作用。

六大补锌食物

西蓝花

西蓝花中含有的锌元素比较丰富，能维持机体的正常运转，提高免疫力，对由于缺乏锌引起的厌食、偏食患者有很好的食疗作用。

鸡蛋

人体消化系统的正常运作都离不开锌的参与，儿童缺锌会出现厌食、偏食、生长发育缓慢等症状，鸡蛋中含有丰富的锌，可补充儿童体内的锌元素。

花生

花生含有蛋白质、脂肪、锌、维生素以及钙、磷、锌、铁等营养成分。花生果实中锌元素含量普遍高于其他油料作物。常吃花生能促进儿童大脑发育，有增强大脑记忆的功能。

苹果

苹果除了富含糖及维生素A、B族维生素、维生素C等外，还含有大量锌，是补锌的理想选择。平时让孩子多吃苹果，可以从中摄取身体发育必需的锌以及其他营养素。

牡蛎

牡蛎含锌量很高，能补充儿童生长发育所需的锌元素，帮助改善儿童因缺锌而出现的厌食、偏食等症状。

南瓜

南瓜营养丰富，不仅富含维生素、纤维素，还含有丰富的锌，对促进儿童生长发育有很大的作用。

莴笋炒平菇

食材简单，烹制方便，轻松做出营养丰富的菜肴。

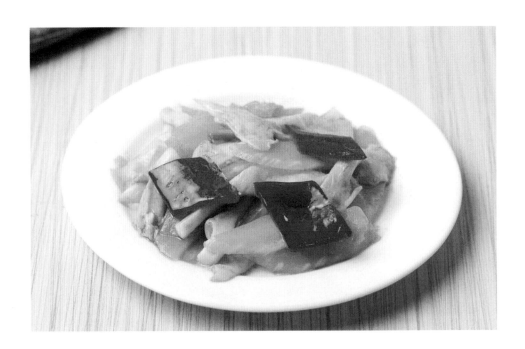

原料

莴笋150克，平菇100克，红椒20克

调料

盐7克，鸡粉2克，蚝油5克，生抽3毫升，水淀粉4毫升，食用油适量，姜片、蒜末、葱段各少许

做法

1. 平菇洗净切块；莴笋洗净，去皮切片；红椒洗净，去蒂，去子，切片。
2. 锅中注水烧开，放入少许盐和食用油，再加莴笋、红椒和平菇，焯煮约半分钟后捞出。
3. 炒锅注油烧热，放葱段、姜片和蒜末爆香，再加食材、蚝油、鸡粉、盐、生抽炒匀。
4. 加入水淀粉勾芡，然后盛出装盘。

> **营养小课堂**
>
> 莴笋富含锌，对儿童缺锌引起的消化不良、厌食等症有很好的疗效。

韭黄炒牡蛎

韭黄的爽脆、牡蛎肉的嫩滑，大人小孩都喜欢。

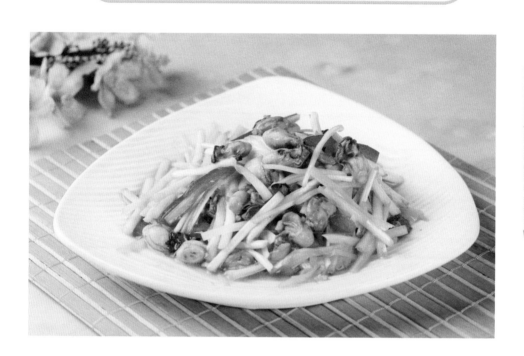

原料

牡蛎肉400克，韭黄200克，彩椒50克

调料

生抽8毫升，鸡粉、盐、料酒、食用油各适量，姜片、蒜末、葱花各少许

做法

1. 韭黄洗净切段，彩椒洗好切条。
2. 牡蛎肉洗净装入碗中，加少许料酒、盐拌匀。
3. 锅中注水烧开，倒入牡蛎氽煮片刻，捞出沥干，待用。
4. 热锅注油烧热，爆香葱、姜、蒜，倒入牡蛎、彩椒、生抽和料酒，再加韭黄炒匀，调入盐和鸡粉即可。

营养小课堂

本品味道鲜美，营养丰富，富含蛋白质、脂肪、锌、钙、铁等营养成分。

儿童干瘦、发育停滞

每种食物包含的营养各不相同，没有哪种食物包含我们身体所需的所有营养。但是，在日常生活中，孩子挑食、偏食，先天对营养的吸收能力不好，父母的错误喂养等，都可能导致儿童出现各种由饮食问题带来的病症。

营养不良就是其中的一种，营养不良是指由于一种或几种营养素的缺乏或过剩所造成的机体健康异常或疾病状态。在现代食物富足的时代，往往只有长期的营养不均衡才会造成营养不良。儿童生长发育迟缓和干瘦，可能是饮食长期缺乏糖类、脂肪和蛋白质等营养素。

对于某些生长速度过快或过慢的孩子来说，还要结合相应身高的标准体重去判断其营养状况。按照新的分类法，营养不良可分为体重低下、发育迟缓和消瘦，因而判断起来较为复杂。

◎体重低下是按照年龄体重计算的。体重低于标准年龄体重的90%则为体重低下，75%～90%为轻度体重低下，69%～75%为中度体重低下，60%以下为重度体重低下。

◎发育迟缓是按照年龄身高计算的。身高低于标准年龄身高的95%则为发育迟缓，90%～95%为轻度发育迟缓，85%～90%为中度发育迟缓，85%以下为重度发育迟缓。

◎消瘦是按照年龄身高、体重计算的。身高、体重低于标准年龄身高、体重的90%为消瘦，80%～90%为轻度消瘦，70%～80%为中度消瘦，70%以下为重度消瘦。

父母应该经常给孩子测量身高和体重，关注孩子的身体发育情况，一旦有营养不良的征兆就要及时补充营养，改变饮食或作息，不要等到严重之后再去医院治疗。

标准身高和体重的计算公式：

2～12岁的体重计算公式：体重（千克）＝年龄（岁）×2+8

2～10岁的身高计算公式：身高（厘米）＝年龄（岁）×7+70

在饮食上要注意各种营养的搭配，根据营养不良的程度，分别采取不同的方法。轻度病，例如胃肠功能紊乱，可给孩子补充高蛋白质及高热量饮食或软食，以分次多餐为宜；重度患者在治疗时应食用流质或易消化的食物，给予富含维生素的食物或 B 族维生素等药物，并配合医生的治疗方法进食高蛋白质和高热量饮食。

六大营养强身食物

营养不良的孩子，尤其是重度营养不良的孩子大多伴有消化功能减退，此时，父母应按照"循序渐进"的原则，逐步给孩子补充重要营养素。注意避免一下子进食大量高蛋白、高糖或高脂肪食物，否则会适得其反。

牛奶

牛奶中富含蛋白质，而且是动物蛋白，是儿童成长过程中不可缺少的食物，可以强身健体，促进身体发育。

牛肉

牛肉富含蛋白质等营养成分，能够提高身体机能，对营养缺乏的儿童来说非常适合。

鸡蛋

鸡蛋富含优质蛋白质和脂肪，其蛋白质的氨基酸比例很适合人体生理需要，易为机体吸收，利用率高达98%，营养价值很高。

鹌鹑

每100克生鹌鹑肉含蛋白质22克、脂肪5克、胆固醇70毫克，能提供561千焦的热量。鹌鹑可强筋骨、消结热，适宜营养不良的儿童食用。

大米

大米中含糖类75%左右，蛋白质7%～8%，脂肪1.3%～1.8%，且富含B族维生素等。其蛋白质的生物价和氨基酸的构成比例都比禾谷类作物高，消化率66.8%～83.1%，也是谷类蛋白质中较高的一种。

鲫鱼

鲫鱼肉质细嫩，营养价值很高。每100克鲫鱼肉含蛋白质13克、脂肪11克，并含有大量的钙、磷、铁等矿物质。鲫鱼药用价值极高，其性平味甘，入胃、肾经，具有和中补益、温胃进食、补中生气之功效。

芸豆平菇牛肉汤

经熬煮的食材质地软滑，是一款受儿童喜欢的汤品。

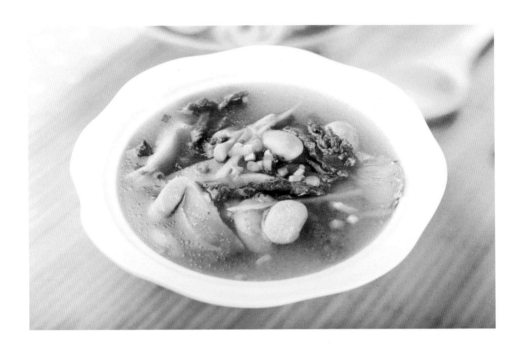

原料

牛肉120克，水发芸豆100克，平菇90克

调料

盐3克，鸡粉2克，生抽3毫升，水淀粉、食用油各适量，姜丝、葱花各少许

做法

1. 平菇洗净切小块，牛肉洗好切小片，把肉片装入碗中，加入少许盐、生抽、姜丝、水淀粉抓匀，腌渍入味。
2. 砂锅注水烧开，放入芸豆和姜丝，拌匀，煮至芸豆变软。
3. 加入盐、鸡粉、食用油和平菇，用大火煮沸。
4. 放入牛肉片，煮至熟透，盛出撒上葱花即可。

营养小课堂

芸豆平菇牛肉汤富含优质蛋白，可满足小儿生长发育所需，对消渴、水肿、面色萎黄等症的患儿有食疗作用。

难易度★★ 时间25分钟

牛奶粥

香浓的牛奶一定是儿童的最爱，熬粥后同样口感细滑。

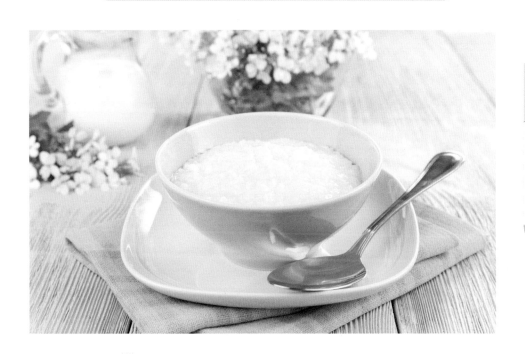

原料

牛奶400毫升，水发大米250克

做法

1. 砂锅中注入适量的清水用大火烧热。
2. 倒入牛奶、大米，搅拌均匀。
3. 盖上锅盖，大火烧开后转小火煮30分钟至米粒变熟软。
4. 掀开锅盖，持续搅拌片刻，盛出即可。

营养小课堂

　　牛奶粥具有补血润燥、和胃健脾的功效。牛奶同大米煮粥，既有健脾和胃的作用，又能延长食物在胃肠内消化吸收的时间，加强补益作用，适于儿童营养不良、发育缓慢、气血不足、面色萎黄等病症。

Chapter **4** 不同疾病营养处方

083

肥胖症

儿童肥胖是由于食欲旺盛，能量摄入长期超过生长发育所需，导致体内脂肪过度积聚，体重超过一定范围的营养障碍性疾病。

体重超过按身高计算的平均标准体重 20%，或超过按平均年龄计算的平均标准体重加上两个标准差以上时，即为肥胖症。患儿食欲极好，喜食油腻的食物、甜食，懒于活动，皮下脂肪丰富、分布均匀，面颊、乳房、腹壁脂肪积聚明显。

儿童肥胖症的原因排除遗传和缺乏运动，就是营养过剩、长期摄入能量过多。一般儿童爱吃油腻的食物和甜食，加上父母常给孩子补充营养，易导致儿童肥胖。

单纯性肥胖的原因比较复杂，有遗传的影响，有环境因素的作用，还与个人体质特点有关。这些因素相互交错，难以划分各自的明显界限。

长期肥胖的小儿会发生高脂血症，进而导致动脉硬化、高血压、冠心病、脂肪肝、糖尿病等多种疾病。严重肥胖者可出现肥胖通气不良综合征，偶见极度肥胖儿的体重高达标准体重的 4 ~ 5 倍，由于脂肪过多，限制胸廓和膈肌的动作，致呼吸浅快，肺泡换气量减低，形成低氧血症，并发红细胞增多症，出现发绀、心脏增大及充血性心力衰竭，称为疋氏（Pickweckian）综合征，可导致死亡。

所以，父母要在饮食上给予孩子适当的指导，不能让孩子偏食、过食，少给孩子吃高糖、高脂肪等高能量食品；建议 7~10 岁儿童的热能供给量为 7500~8800 千焦。除此之外，还要根据个人的具体情况，按肥胖症营养配餐方案计算每日总能量和蛋白质、脂肪、糖类、矿物质、维生素的摄取量，必要时可采取节食治疗方案。

值得注意的是，儿童肥胖有两个高发期：

◎ 在婴儿期，孩子活动范围小，有的家长给孩子进食不予控制，孩子一哭就给他吃东西，易导致婴儿肥胖。在婴儿期肥胖的孩子，到二三岁后肥胖现象可能会改善，但有一部分则一直维持到成年。

◎ 中度以上单纯性肥胖的学龄儿童，开始发胖的年龄多在 7 岁左右。这个时期的儿童，就餐常不够规律，且有进食过快的习惯。有学者认为，进食过快与肥胖有关。另外，学龄初期的儿童多注重吃主食，而且吃得多，对蔬菜则往往忽视，其结果是使体内多余的热量转化为脂肪，导致肥胖。

六大健康瘦身食物

肥胖的原因很多，解决的方法主要是靠运动和饮食节制。多吃低脂、高纤维、高果胶等有助于减肥的食物，主要是多吃粗粮和蔬菜、水果等。

酸奶

酸奶中除保留了鲜奶的全部营养成分外，发酵过程中乳酸菌还产生多种营养物质，能够有效清除人体内的甘油三酯和胆固醇，进而降低血脂，是肥胖儿童的理想乳制品。

黄瓜

黄瓜含有的丙醇二酸，可抑制人体内糖类物质转变为脂肪，对患有肥胖症的儿童来说有很好的减肥功效。

冬瓜

冬瓜热量低，含有的维生素 B_1 可促进体内淀粉、糖转化为热能，从而达到健胃的功效，适合肥胖症小儿食用。

芹菜

芹菜含有纤维素，对肠道净化有好处，可以帮助降低血脂，适合肥胖儿童食用。

小米

小米中膳食纤维含量颇高，是大米的4倍，可以减少饱和脂肪的吸收，肥胖儿童可用小米作为主食。

苹果

苹果富含维生素和微量元素，还有多酚及黄酮类天然化学抗氧化物质和粗纤维，可阻止胆酸被重新吸收、调节血压、降低胆固醇，还可分解脂肪，达到减肥效果。

维生素D缺乏造成佝偻病

维生素 D 缺乏性佝偻病，是以维生素 D 缺乏导致钙、磷代谢紊乱和临床以骨骼的钙化障碍为主要特征的疾病。维生素 D 不足导致的佝偻病，是一种慢性营养缺乏病，发病缓慢，影响生长发育，多发生于 3 个月至 2 岁的小儿。

该病多数从小儿 3 个月左右开始发病，初期以精神神经症状为主，患儿有睡眠不安、好哭、易出汗等现象，出汗后头皮痒而在枕头上摇头摩擦，出现枕部秃发。

严重的患儿肌肉韧带松弛无力；因腹部肌肉软弱而使腹部膨大，平卧时呈"蛙状腹"；四肢肌肉无力，学会坐、站、走的年龄较晚，易跌倒；出牙较迟，牙齿不整齐，易发生龋齿；大脑皮质功能异常，表情淡漠，语言发育迟缓，免疫力低下，易并发感染、贫血。一旦发现此类情况，应立即前往医院就医。

患佝偻病的原因有以下几种：

◎ 日光照射不足。维生素 D 由皮肤经日照产生，如日照不足，易造成儿童维生素 D 缺乏。对于婴幼儿来说，日光浴是使机体合成维生素 D 的重要途径。

◎ 维生素 D 摄入不足。天然食物中所含的维生素 D 不能满足婴幼儿的需要，需多晒太阳，同时补充鱼肝油。

◎ 需要量增多。早产儿因生长速度快和体内储钙不足而易患此病；婴儿生长发育快，对维生素 D 和钙需求量增多，易得此病；2 岁后生长速度减慢且户外活动增多，发病率逐渐减少。

预防和治疗维生素 D 缺乏性佝偻病需要补充维生素 D 并辅以钙剂，防止骨骼畸形和复发。初期症状只需坚持母乳喂养，添加含维生素 D 较多的食品（如动物肝脏、蛋黄等），多到户外活动增加日光直接照射的机会。但要注意适量补充维生素 D，长期大量服用会引起中毒，表现为食欲下降、呕吐、腹痛等。

多吃六大富含维生素D的食物

自然界中只有很少的食物含有维生素 D。动物性食品是非强化食品中天然维生素 D 的主要来源，如海鱼和鱼卵、动物肝脏、蛋黄、奶油等。

鱼肝油

鱼肝油是从鲨鱼、鳕鱼等海鱼的肝脏中提炼出来的脂肪，富含维生素 D 和维生素 A，常用来防治佝偻病、夜盲症。

牛奶

研究发现，无论是全脂牛奶还是脱脂牛奶，都含有天然维生素 D，而且市场上许多牛奶都已经强化了维生素 D。

三文鱼

在所有天然食物中，三文鱼的维生素 D 含量最高。除此以外，金枪鱼中的维生素 D 也很丰富。不管是新鲜的、冷冻的，含量都很高。

奶油

奶油的脱脂含量比牛奶增加了 20 ~ 25 倍，而其余成分如非脂乳固体（蛋白质、乳糖）及水分大大降低，是维生素 D 和维生素 A 含量很高的食物。

鸡蛋

鸡蛋是强大的营养库。蛋黄中含有非常多的维生素 D，蛋白中的优质蛋白质含量也很高。

口蘑

口蘑中含有大量的维生素 D。最新研究发现，口蘑是唯一一种能提供维生素 D 的蔬菜，当口蘑受到紫外线照射的时候，就会产生大量的维生素 D。而多摄入维生素 D，就能很好地预防小儿佝偻病。所以吃口蘑前让它晒晒太阳吧！

香煎三文鱼

新鲜的三文鱼菜肴不仅色泽诱人，营养也十足。

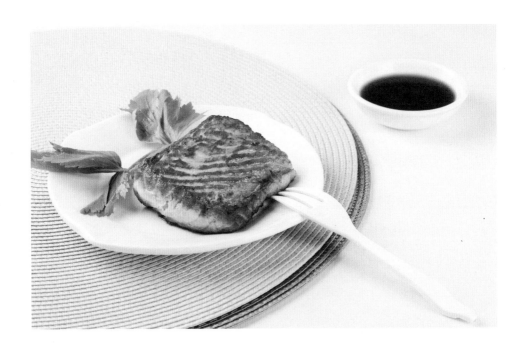

原料

三文鱼180克

调料

盐2克，生抽4毫升，鸡粉、白糖各少许，葱条、姜丝各少许，料酒、食用油各适量

做法

1. 三文鱼洗净装入碗中，加入生抽、盐、鸡粉、白糖、葱条、姜丝、料酒等腌渍入味。
2. 煎锅注油烧热，放入三文鱼，煎约1分钟至散发香味。
3. 翻动鱼块，煎至两面呈金黄色。
4. 把煎好的三文鱼盛出，装入盘中即可。

营养小课堂

本品不仅含有丰富的维生素D，还含有大量的蛋白质和钙，对儿童骨骼生长有好处。

难易度★★　时间20分钟

牛奶黑芝麻豆浆

变换多种制作花样，让儿童从饮食中摄入充足营养。

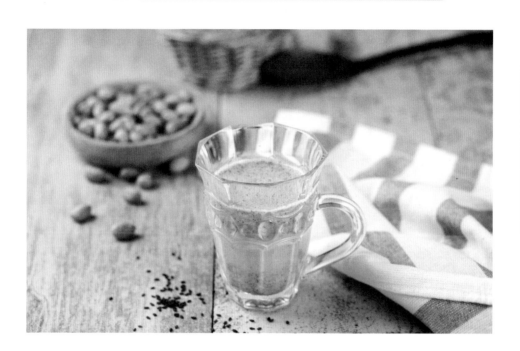

原料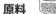

牛奶30毫升，黑芝麻20克，水发黄豆50克

做法

1. 将浸泡好的黄豆搓洗净、沥干。
2. 把黄豆、牛奶、黑芝麻倒入豆浆机中，注入适量清水，至水位线即可。盖上机头，选择"五谷"程序，打成豆浆。
3. 断电后取下豆浆机机头，把豆浆倒入滤网，滤取豆浆。
4. 将豆浆倒入碗中，用汤匙撇去浮沫即可。

营养小课堂

本品有助于补充钙质、蛋白质和维生素D，儿童饮用后具有强健骨骼、促进牙齿生长的功效。

缺铁性贫血

缺铁性贫血是婴幼儿时期最常见的一种贫血，是体内铁缺乏致使血红蛋白合成减少而发生的一种小细胞低色素性贫血。

婴幼儿患缺铁性贫血的原因

除了婴儿出生时机体含铁量少、生长速度过快造成缺铁，还与食欲减退、肠胃吸收不好、日常饮食缺铁有关。

缺铁性贫血的危害

缺铁性贫血发病多在 6 个月至 3 岁的婴幼儿，大多起病缓慢。

1.缺铁性贫血症可能引起胃酸减少、肠黏膜萎缩，影响肠道正常消化吸收，引起营养缺乏及吸收不良综合征等，从而影响儿童正常的生长发育。

2.缺铁的儿童运动后易发生疲劳、无力、活动力减退等情况。

3.缺铁影响智力发育，会出现反应能力低下、注意力不集中、记忆力差、易动怒、智力减退等现象。

4.铁元素的缺乏还可直接影响到淋巴细胞的发育和免疫功能。

饮食指导

◎应选择富含铁的食物，如各种瘦肉、动物肝脏、动物血液、绿叶蔬菜等。

◎服用铁剂补充时忌饮茶，也不宜饭前服用。另外，牛奶中含磷较多，会影响铁的吸收。

◎还应该考虑到铁的吸收和利用问题，如服硫酸亚铁、葡萄糖酸亚铁，搭配维生素 C，可促进铁的吸收。一般动物性食品铁的吸收率较高，达 10% ~20%，而植物性食品铁的吸收率只有百分之几。

六大补铁食物

补铁应该吃什么？当然是富含铁元素的食物。动物肝脏是补铁食物的首选，且吸收率高，其次是其他动物性食物。

血制品

猪血、鸡血、鸭血等动物血液里铁的利用率为12%。经细致加工处理，便是预防儿童缺铁性贫血的优质食品。

黑木耳

黑木耳中铁的含量很高，每100克含铁185毫克，是补血佳品。

黄豆

每100克黄豆及黄豆粉中含铁11毫克，人体吸收率为7%，远比米、面中的铁吸收率高。黄豆在日常饮食中较为常见，方便易得，味道可口，孩子一般不会排斥。

动物肝脏

动物肝脏富含多种营养素，是预防缺铁性贫血的首选食品。每100克猪肝含铁25毫克，而且也较易被人体吸收。肝脏可加工成各种形式的儿童食品，如肝泥就便于婴儿食用。

芝麻酱

芝麻酱富含多种营养素，是一种极好的婴幼儿营养食品。每100克芝麻酱含铁58毫克，比猪肝、鸡蛋黄都高出数倍。同时还含有钙、磷、蛋白质和脂肪，可添加在婴幼儿食品中。

菠菜

菠菜含铁，对缺铁性贫血有较好的辅助治疗作用。同时，菠菜补血之理与其所含丰富的类胡萝卜素、抗坏血酸有关，两者对身体健康和补血都有重要作用。

难易度★★ 时间45分钟

猪肝瘦肉粥

不用花费很长时间便可完成的营养美食。

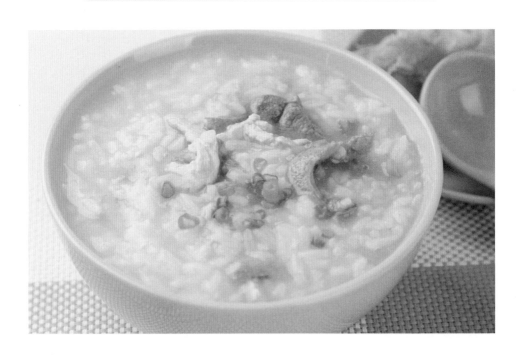

原料

水发大米160克，猪肝90克，瘦肉75克，生菜30克

调料

盐2克，料酒4毫升，水淀粉、姜丝、葱花各少许

营养小课堂

本品健脾益气，猪肉、猪肝具有补肾养血、滋阴润燥、增强免疫力等功效。

做法

1. 瘦肉洗净切丝，猪肝处理好切片，生菜洗净切细丝。
2. 猪肝装入碗中，加盐、料酒和水淀粉腌渍入味。
3. 砂锅中注水烧热，放入洗净的大米，加盖用中火煮至变软。倒入瘦肉丝，加盖用小火续煮20分钟至熟。
4. 倒入腌好的猪肝，放入姜丝和生菜丝，加盐调味。
5. 盛出煮好的粥装入碗中，撒上葱花即可。

难易度★★☆ 时间40分钟

枸杞猪肝茼蒿粥

健康的搭配是孩子拥有强健体魄的重要保障。

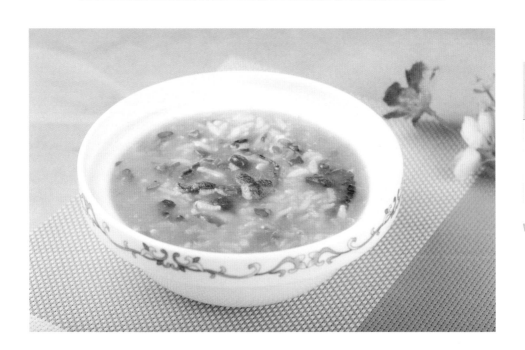

原料
猪肝90克，茼蒿90克，水发大米150克，枸杞10克

调料
盐3克，鸡粉3克，胡椒粉少许，芝麻油2毫升，葱花少许

做法

1. 茼蒿洗净切段；猪肝处理干净切片，腌渍入味。
2. 砂锅中注水烧开，放入洗净的大米，加盖用小火煮至熟透。
3. 放入枸杞、猪肝、茼蒿煮沸，加入盐、鸡粉、胡椒粉和芝麻油调味。
4. 关火后盛出，撒葱花即可。

营养小课堂

茼蒿含挥发油、多种维生素及多种氨基酸，是补铁佳蔬，能促进肠胃蠕动，搭配猪肝、枸杞，适合儿童和贫血者食用。

记忆力差

记忆力是识记、保持、再认识和重现客观事物所反映的内容和经验的能力。

记忆力差的原因

营养不足。饮食缺乏磷脂和 B 族维生素等利于记忆的食物，如鱼类、蔬菜和水果等。

压力过大。严重的情绪危机和压力不但会对记忆造成影响，甚至还会导致身心失衡，让人感觉很压抑，使精神生活笼罩在一片阴影中。

睡眠质量差。睡眠可以消除大脑疲劳，制造大脑需要的含氧化合物，为睡醒后的思维和记忆做好充分的准备。熬夜会损害记忆，缺少睡眠会出现疲劳、头昏脑涨、眼花心慌等，导致警觉性差、情绪不佳，影响记忆力。

提高记忆力的方法

一方面是吃。吃可以提高记忆力。一些富含磷脂的食物可以补充大脑记忆所需营养，比如，鱼头，核桃、花生等植物的子，还有蜂花粉、蜂王浆等保健品也有一些奇特功效。但对于保健品，儿童还是尽量少吃。

另一方面是练。好的记忆力都是练出来的，包括世界级的记忆大师也都是靠后天训练培养出来。父母可通过以下的方法来提高孩子的记忆力。

◎ 为孩子提供形象、鲜明、生动、富有浓厚情绪色彩的识记材料，尽力为孩子配以生动活泼的游戏等。凡是形象直观又有趣味、能引起儿童强烈情绪体验的事和物，大多数都能使他们自然而然地记住。

◎ 常向孩子提出具体、明确的记忆任务，对记忆结果给予正确评价，激发他有意识记忆的积极性。

◎ 帮助幼儿理解识记的材料，提高幼儿意义识记的水平和认识能力。幼儿时期，虽然机械识记多于意义识记，但效果却比机械识记好。

◎ 运用多种感觉器官进行记忆，能提高儿童记忆的效果。如可以采用协同记忆的方法，即在儿童识记时，让多种感觉器官参与活动，在大脑中建立多方面联系。

◎ 在引导孩子识记时，一定的重复和复习非常必要，这不仅是提高儿童记忆效果的重要措施，也是巩固记忆、提高记忆能力的最佳方法。

六大增强记忆力的食物

合理饮食可以帮助孩子增强记忆力，虽然食物只是起辅助作用，但是给孩子的小脑袋提供发育需要的营养，孩子的大脑发育健全了，才能更好地增强记忆力。

大豆

大豆富含卵磷脂和蛋白质，每天食用大豆或豆制品，可增强记忆力。

木耳

木耳含有蛋白质、脂肪、矿物质、维生素等多种营养成分，为补脑佳品。

海鱼

海鱼可以向大脑提供优质的蛋白质和钙。海鱼所含的脂肪酸多为不饱和脂肪酸，不会引起血管硬化，对脑动脉血管无危害，相反还能保护脑血管，对大脑活动有促进作用。

蛋黄

大脑的活动功能、记忆力强弱与乙酰胆碱含量密切相关。蛋黄中丰富的卵磷脂被酶分解，可产生乙酰胆碱。每天吃一两个鸡蛋就可供给足够的乙酰胆碱，帮助保护大脑，增强记忆力。

菠萝

菠萝含有很多维生素 C 和微量元素锰，而且热量小，常吃有生津、提神的作用，有人称它是能够提高记忆力的水果。

菠菜

菠菜中含有丰富的维生素 A、维生素 C、维生素 B_1 和维生素 B_2，是脑细胞代谢的"最佳供给者"之一。此外，菠菜还含有大量叶绿素，具有健脑益智的作用。

难易度★★☆ 时间40分钟

果仁燕麦粥

选用小孩子喜欢的小零食熬制成粥，风味不减。

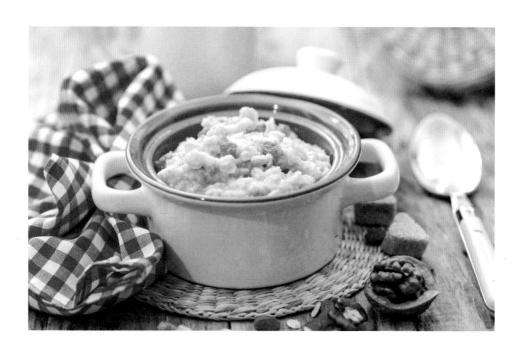

原料

水发大米120克，燕麦85克，核桃仁、巴旦木仁各35克，腰果、葡萄干各20克

做法

1. 把干果放入榨汁机干磨杯中，选择"干磨"功能，把干果磨成粉末状，倒出待用。
2. 砂锅中注水烧开，倒入大米和燕麦，搅拌均匀。
3. 盖上盖，用小火煮30分钟至食材熟透。再倒入干果粉末和部分洗好的葡萄干，略煮片刻。
4. 把煮好的粥盛出，装入汤碗中，撒上剩余的葡萄干即可。

营养小课堂

　　本品可改善脑部血液循环，并含有大量不饱和脂肪酸，能有效改善记忆力。

难易度★★ 时间20分钟

鹌鹑蛋龙须面

偶尔来一顿面食不仅可以增强食欲，营养也全面。

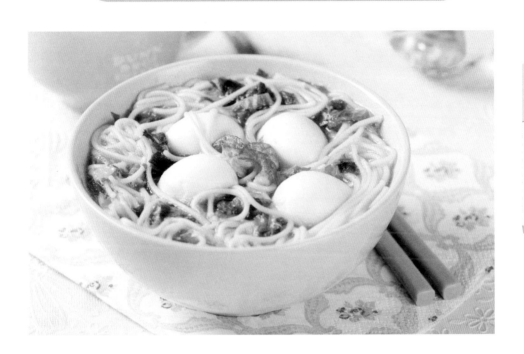

原料

龙须面120克，熟鹌鹑蛋75克，海米10克，生菜叶30克

调料

盐2克，食用油适量

做法

1. 洗净的生菜叶切碎备用。
2. 砂锅中注水烧开，淋入食用油，撒上海米略煮。
3. 放入折断的龙须面，煮至软。加盖用中火煮约3分钟，至其熟透。然后加少许盐和熟鹌鹑蛋，煮至汤汁沸腾。
4. 放入生菜，拌煮至断生，盛出即可。

营养小课堂

鹌鹑蛋的磷脂含量比同等量的鸡蛋高，在面条中加入鹌鹑蛋和海米，可为儿童补充蛋白质及钙，有助于智力的发育和记忆力的提高。

维生素C缺乏症

维生素 C 缺乏症是一种因缺乏维生素 C 所引起的疾病。

儿童患维生素 C 缺乏症的病症

主要表现：下肢肿胀、肢体弯曲有疼痛感、骨骼损害等。

一般维生素 C 缺乏症的症状在缺乏维生素 C 三个月以上才会出现，常见的只是轻度维生素 C 缺乏，表现为消化不良、烦躁不安、面色苍白、生长迟缓等，继而身体有些部位会出现程度不同的出血点、牙龈肿胀出血等。一旦出现以上症状，应立即前往医院作具体检查。

患维生素 C 缺乏症的原因

1. 主要是膳食长期缺乏水果、新鲜蔬菜所致。

2. 现代社会，婴儿比成年人更可能患此病。母乳中所含维生素 C 一般可满足婴幼儿的需要，若母亲长期不吃蔬果，则会导致乳汁中维生素 C 缺乏，进而导致婴儿患此病。

3. 婴儿患急性和慢性疾病都会使机体增加对维生素 C 的需要量，腹泻和痢疾则影响维生素 C 的吸收，需要量也会增加。早产婴儿由于生长速度较快，需要量也比正常婴儿多。若不及时补充维生素 C，则容易患此病。

饮食指导

◎ 多吃富含维生素 C 的蔬菜、水果。

◎ 烹饪食材时，不可高温烹煮，否则会破坏食材中的维生素 C。煮牛奶也不应该长时间煮沸，会将维生素 C 全部破坏。

◎ 新炒的菜要及时食用，存放 20 分钟至 1 小时，维生素 C 损失率达 73% ~ 75%。菜品尽量不要回锅加热，否则也会破坏其中的维生素 C。

六大补充维生素C的食物

维生素 C 的主要来源是蔬菜和水果，如西蓝花、青椒等深绿色蔬菜，以及橘子、柚子、柠檬等水果。野生的猕猴桃、沙棘、酸枣等含量尤其丰富。

酸枣

新鲜酸枣含有大量的维生素 C，是红枣的 2 ~ 3 倍、柑橘的 20 ~ 30 倍，在人体中的利用率可达到 86.3%，是水果中的佼佼者。常喝酸枣汁可益气健脾，能改善面色不华、皮肤干燥、面目浮肿等症状。

猕猴桃

猕猴桃是一种营养价值丰富的水果，具有多重功效，平均每 500 克红心猕猴桃的维生素 C 含量高达 95.7 毫克，被人们称为 "果中之王"。由于猕猴桃富含维生素 C、维生素 E，对预防口腔溃疡有天然的疗效。

豌豆苗

豌豆苗富含钙质、B 族维生素和维生素 C，有利尿、消肿、止痛和助消化等作用。

青椒

青椒的果肉厚而脆嫩，维生素 C 含量丰富，每 100 克青椒含维生素 C 高达 460 毫克。

红薯

薯类食品中以红薯最具营养价值，每 100 克含维生素 C 30 毫克，远超苹果、葡萄等。同时，薯类食品的好处在于不论煮、炸、烤等，均不会损伤其中的维生素 C，因为所含的维生素 C 为 "结合型维生素 C"。

西蓝花

烹制后的西蓝花含有维生素 C、叶酸、维生素 A 等营养素，对久病体虚、耳鸣健忘、脾胃虚弱等有很好的疗效。缺乏维生素 K 的儿童皮肤轻微碰撞容易青紫，多吃西蓝花可以补充维生素 K，减轻此状况。

菠萝黄瓜沙拉

新鲜的蔬果营养价值最佳，适合儿童夏日食用。

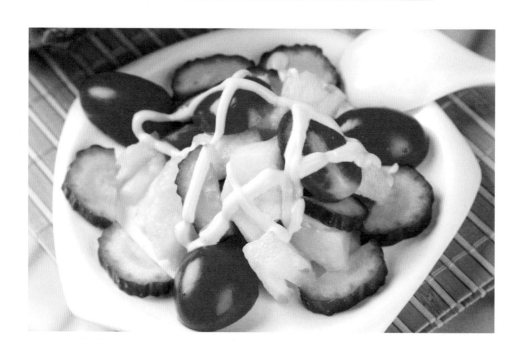

原料

菠萝肉100克，圣女果45克，黄瓜80克

调料

沙拉酱适量

做法

1. 黄瓜洗净切薄片，圣女果洗好对半切开，备好的菠萝肉切小块。
2. 取一大碗，倒入黄瓜片，放入切好的圣女果。
3. 撒上菠萝块，快速搅匀，使食材混合均匀。
4. 另取一盘，盛入拌好的材料，摆好盘。
5. 最后挤上少许沙拉酱即可。

营养小课堂

菠萝和黄瓜富含维生素C，还含有多种其他维生素、钾、钙、磷等营养物质，具有清热解暑的功效。

难易度★★☆ 时间35分钟

 # 红薯粥

粥类容易消化，加入营养的食材即成强身佳品。

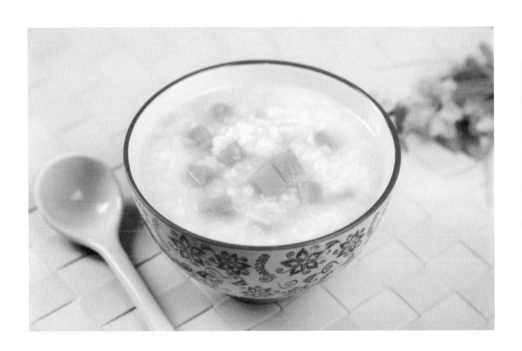

原料

红薯80克，水发大米120克

做法

1. 红薯洗净去皮切成粒备用。
2. 砂锅中注水烧开，倒入大米和切好的红薯拌匀。
3. 加盖用小火煮30分钟至食材熟透，搅拌均匀。
4. 关火后将煮好的粥盛出，装入碗中即可。

营养小课堂

红薯富含膳食纤维、维生素A、维生素C、B族维生素及各种矿物质。搭配补益脾胃的大米，对补充维生素C、促进消化和增强孩子抵抗力都很有帮助。

性早熟

性早熟是儿科内分泌系统的常见发育异常，是指女童在 8 岁前、男童在 9 岁前呈现第二性征发育的异常性疾病。近几年，随着社会的发展和生活条件的改善，儿童性早熟的发病率明显呈上升趋势，已居于儿童内分泌疾病发病率的第二位，仅次于儿童肥胖症。

儿童性早熟的表现

儿童性早熟表现为女童 8 岁前、男童 9 岁前第二性征提前出现，身高线性生长加速。如果发现孩子一年中身高增长超过 7 厘米，或是出现头晕、呕吐、视力改变等情况，应该去医院检查，确定是否真的是性早熟。

儿童性早熟的原因

1. 饮食不当是性早熟最主要的原因。大部分情况是家长为孩子过度补充营养及孩子偏食导致营养过剩，引发性早熟。

2. 一些洗涤剂、农药和工业排放物质及其分解物，可产生激素污染物，若被儿童过多摄取，会引起生殖器官和骨骼发育异常，诱发儿童性早熟。

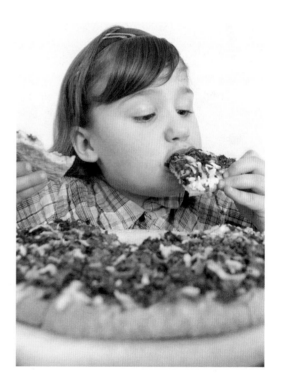

3. 调查显示，性早熟患儿常食用人工饲养的鸡、鸭、黄鳝等肉类，这些食物中含有雌激素和促生长激素，还有各种抗生素、食品添加剂、用于催熟蔬果的各种催熟剂等，会不同程度地造成儿童性早熟。

性早熟的危害

1. 特发性性早熟儿童受体内性激素影响，体格增长过早加速，骨骺融合提前，生长期缩短，致使最终的成人身高低于按正常青春期发育的同龄儿童身高。

2. 过早的性征出现和发育会导致未成熟孩子心理障碍，造成自卑、自闭心理，也给生活带来诸多不便，严重时会影响学习。

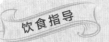
饮食指导

◎ 日常饮食中，科学地控制孩子的饮食结构，不要过多地食用禽肉、油炸类食品。豆类制品因含一定量的大豆异黄酮，也不鼓励多吃。可乐等碳酸饮料尽量不喝。

◎ 少让孩子吃来源不明的泥鳅、鳝鱼以及用催熟剂加工的水果等。注意荤素搭配，让孩子清淡饮食，多吃蔬菜、水果和粗粮，补充 B 族维生素和矿物质。

◎ 没有保健医生的指导，不要让孩子过多地吃大补类食品，如蜂王浆、人参、桂圆干、荔枝干等，也不要多喝牛初乳。

生活指南

◎ 加强体育锻炼，每天运动半小时以上，以跑步、跳绳为主。运动应循序渐进，逐渐增加运动量和运动强度并持之以恒。下肢的锻炼能刺激长骨骨骺生长板的细胞分裂增殖，促进长高。

◎ 日常接触网络、电视节目应有所选择。一些成人感情会刺激孩子的下丘脑垂体性腺轴，使体内性激素旺盛，出现早熟现象。应该多让孩子去户外接触大自然。

◎ 保证充足的睡眠，每晚应有 8 小时高质量的睡眠，以保证垂体在夜间能分泌足量的生长激素，这对长高有十分重要的促进作用。最好在晚上 10 点前睡觉，太晚睡会影响生长激素的分泌。

◎ 定期测量身高，注意观察儿童的生长情况。

少吃四种可能导致性早熟的食物

儿童性早熟主要是由于饮食不当，过多地食用一些滋补类、富含激素和油炸类食品。下面列举一些滋补类和油炸类食品，在日常饮食中，父母尽量少让儿童吃。

动物类食品

过多食用动物类食品，不仅易造成肥胖症，也容易摄入过多的动物饲料中的添加剂，使之成为儿童性早熟的诱因之一。市场上出售的家禽，很多是用添加了快速生长剂的饲料喂养的，这可能是导致儿童性早熟逐年增多的最常见原因。很多家长喜欢给孩子吃老母鸡汤、老鸭汤，殊不知内脏中的激素物质在熬汤的过程中慢慢析出，同时，随着环境污染的加重，污染物可能进入动物体内，沉积在骨髓中，过多地食用骨头汤，可能会引起铅中毒和性早熟。

反季节蔬菜、水果

冬季的草莓、葡萄、西瓜、西红柿等，春末提前上市的梨、苹果、橙和桃，大部分都是在催熟剂的帮助下才反季节或提早成熟，一定要避免给 10 岁以下的孩子食用。过于鲜艳的水果，常常是催熟剂诱发造成的，也应注意避免。新鲜荔枝、桂圆等食物，由于自身含有一定的类似人类雌激素的物质，过量食用也有可能导致性早熟。

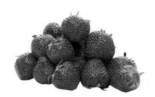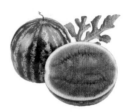

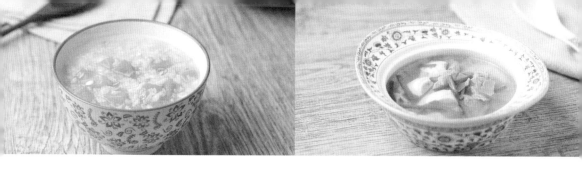

可入药的大补类食品

小孩子都怕吃药，哪怕是补药。许多家长会将雪蛤、冬虫夏草、人参、西洋参等药材变成餐桌上的汤水，让孩子在用餐的过程中服用。中医指出，像雪蛤、冬虫夏草、人参、桂圆干、荔枝干、沙参等大补类的药膳，容易改变孩子正常的内分泌环境，诱发性早熟。

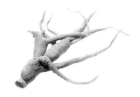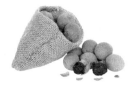

油炸类食品

随着越来越多的洋快餐出现，其鲜艳的色彩、诱人的香味让孩子着迷。一些挑食的孩子迷上了炸鸡、炸薯条和炸薯片等，这些食物过高的热量会在儿童体内转变为多余的脂肪，引发内分泌紊乱，也易引发性早熟。每周光顾洋快餐两次以上，并经常食用油炸类食品的儿童，性早熟的可能性是普通儿童的 2.5 倍。

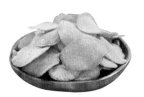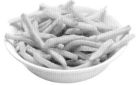

難易度★★ 时间20分钟

山药炒苦瓜

孩子可能不接受苦瓜的味道，家长不妨起个带头作用。

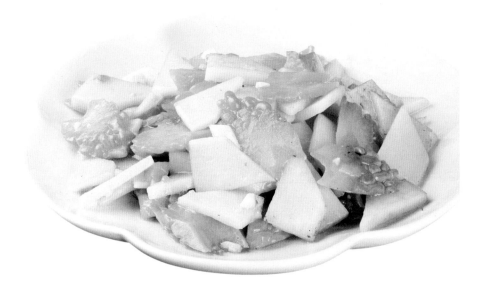

原料

山药100克，苦瓜100克

调料

盐2克，蚝油5克，白醋10毫升，食用油适量，姜片、蒜末、葱白各少许

做法

1. 苦瓜洗好切片，山药去皮洗净切成片。

2. 锅中注水烧开，加入白醋和山药，煮熟捞出，备用。

3. 再放入苦瓜和少许食用油，焯去部分苦味，捞出沥干，备用。

4. 锅中注油烧热，下蒜末、姜片、葱白爆香；倒入苦瓜和山药，略炒；加盐、蚝油调味即可。

营养小课堂

中医认为，儿童性早熟属于"肾阴虚，相火旺"。本品滋阴降火，可辅助治疗儿童性早熟。

难易度★★ 时间25分钟

〜 芡实莲子粥 〜

利用中药材的良好饮食功效帮助孩子打造健康体魄。

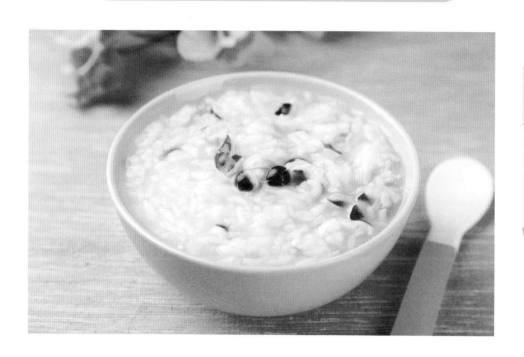

原料

水发大米120克，水发莲子75克，水发芡实90克

做法

1. 砂锅中注入清水烧开，倒入备好的芡实、莲子，搅拌一会儿。
2. 盖上锅盖，烧开后用中火煮约10分钟至熟软。
3. 倒入洗净的大米，搅拌片刻。
4. 盖上锅盖，继续用中火煮约30分钟，至食材完全熟软。
5. 继续搅拌片刻，盛出装碗即可。

营养小课堂

性早熟属阴虚火旺，本品有利于治疗儿童性早熟。

Chapter 4 不同疾病营养处方

遗尿

小儿遗尿指 3 周岁以上小儿，睡中排尿自遗、醒后方觉的一种病症。此症多见于 10 岁以下儿童，偶尔可延长到 12~18 周岁。

患儿常在夜间熟睡时梦中排尿，尿后不觉醒。轻则一夜一次，重则一夜多次，有时病症会消失再出现，时好时坏，有的甚至延续至青春期。患儿常感到羞愧、恐惧，精神负担加重，产生恶性循环，增加遗尿的顽固性。

遗尿发生的原因有三个方面：第一是遗传因素，遗尿患者常在同一家族中发病，其发生率为 20%~50%；第二是控制排尿的中枢神经系统功能发育迟缓；第三是泌尿系统疾病或功能障碍，泌尿通路狭窄梗阻、膀胱发育变异、尿道感染等。

对遗尿患儿习惯的养成和饮食的调养，家长须格外细心。在整个过程中要耐心教育引导，切忌打骂、责罚，鼓励患儿消除怕羞和紧张情绪，建立起战胜疾病的信心。每日晚饭后注意控制饮水量。在夜间经常发生遗尿的时间之前，及时唤醒患儿起床排尿，坚持训练 1~2 周，可改善遗尿现象。

习惯养成训练

对于遗尿患儿，可进行一些排尿中断训练和忍尿训练，可让孩子在每次排尿时中断排尿，然后隔几分钟再将尿排尽。白天时多让孩子喝水，当他有尿意时，让他先忍 12~20 分钟，每天训练 1~2 次，可以使膀胱扩张，增加膀胱的容量。孩子睡觉的被褥要干净暖和，尿湿后应及时更换，不要让孩子睡在湿的被褥里，这样会使孩子更容易尿床。

饮食调养细则

饮食要忌食多盐、多糖、生冷、辛辣及刺激性食物。多盐、多糖皆可引起多饮多尿，生冷食物可削弱脾胃功能，对肾脏无益，故应禁食。由于儿童神经系统发育不成熟，辛辣和刺激性食物可使其大脑皮质的功能失调，易发生遗尿。遗尿患儿的晚饭宜多吃固体食物，不宜过量饮汤水。

少儿遗尿宜吃中药材

少儿遗尿患儿宜食具有强化肾功能、缩尿止遗的中药材，如金樱子、五味子、鸡内金和莲子等。听取中医师的建议搭配食用能获得良好的功效。

莲子

莲子味甘涩，有收敛之性，可温补脾阳、固肾止泻，对夜尿频而少、脾虚便溏、食欲不振的肺脾气虚型遗尿患儿有很好的辅助治疗作用。

鸡内金

鸡内金味甘，性平。归脾、胃、小肠、膀胱经。具有消食健胃的作用，也用于肾虚遗尿，多与桑螵蛸、覆盆子、益智仁等同用。

益智仁

益智仁味辛，性温。用于肾阳虚之遗尿、尿频。常与山药同用。

补骨脂

补骨脂味辛、苦，性大温。用于肾阳虚之遗尿、尿频以及脾肾阳虚的慢性腹泻。

金樱子

金樱子味酸、涩，性平。用于肾虚之遗尿、尿频。常配覆盆子、莲须、山药。

覆盆子

覆盆子味甘、酸，性微温。具有固精缩尿的作用，多用于肝肾不足之尿频、遗尿，常配桑螵蛸。用量为 3 ~ 10 克。

少儿遗尿宜吃食物

肾气不足患儿宜食温补固涩食物，如糯米、韭菜、黑芝麻、桂圆、乌梅等；肝胆火旺患儿宜食清补食物，如粳米、山药、薏米、豆腐、银耳等。

茼蒿

茼蒿有平补肝肾、缩尿、宽中理气的作用，对遗尿患儿有较好的食疗作用。

桂圆

桂圆营养丰富，可补益心脾，含维生素 A、蛋白质和矿物质等多种营养素。桂圆莲子羹是遗尿患儿的良好调养食谱。

羊肉

羊肉有补肾壮阳、暖中祛寒、温补气血、和胃健脾的功效，对遗尿患儿有一定的食疗功效。

黑芝麻

黑芝麻可药食两用，具有补肝肾、滋五脏、益精血、润肠燥等良好保健功效。

粳米

粳米有补中益气、健脾养胃、止虚汗的功效，适合遗尿的患儿食用。

核桃

核桃能起到固精、补肾、壮阳、健肾的作用，是温补肺肾的理想滋补食品和良药，可以改善儿童遗尿症状。

山药

山药性平，味甘，有补肾涩精、生津养胃之效，可用于尿频、头晕耳鸣等症，适合肾虚型的遗尿患儿食用。

少儿遗尿忌吃食物

遗尿儿童应少吃或不吃削弱脾胃功能，引起多尿的多盐、多糖、生冷食物，可使大脑皮质的功能失调、导致遗尿的辛辣及刺激性食物，以及有利尿作用的食物。

鲫鱼

鲫鱼性平，味甘，肉质鲜美，能补充多种维生素，但具有一定利水的作用，因此不适用于遗尿患儿。

冬瓜

冬瓜的营养价值很高，营养成分充足，但具有利尿消暑、生津止渴的作用，容易刺激遗尿患儿，加重病情。

芦笋

芦笋含有较为丰富的镁元素，能起到加速水分代谢的作用，对遗尿患儿容易产生利尿影响，进而加重病情。

牛奶

饮食中牛奶过量，会导致膀胱壁膨胀、容量减少，易使平滑肌发生痉挛，有尿意时不易醒来，从而发生遗尿。

生姜

生姜含有姜酚等挥发油成分，有强烈的刺激性，会刺激小儿的神经系统，导致大脑皮质功能失调，容易发生遗尿。

西瓜

西瓜多汁，果汁含水量高达96.6%，有利尿通淋的作用，容易遗尿的儿童食用会加重遗尿病情，故应忌食。

赤小豆

赤小豆中所含的皂角苷有刺激性，有良好的利尿作用，容易遗尿的儿童食用会加重遗尿病情，故应忌食。

难易度★★ 时间45分钟

羊肉山药粥

对症食材搭配，孩子越吃越健康。

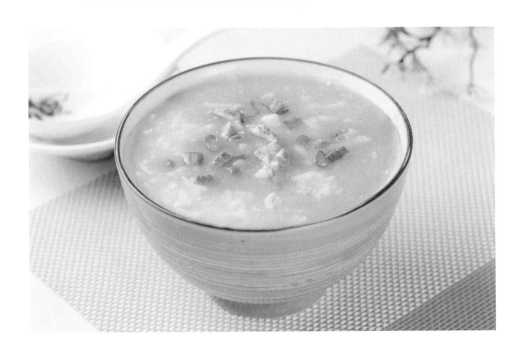

原料

羊肉200克，山药300克，水发大米150克

调料

盐3克，鸡粉4克，生抽4毫升，姜片、葱花、胡椒粒各少许，料酒、水淀粉、食用油各适量

做法

1. 山药和羊肉洗净切丁，将羊肉加盐、生抽、食用油、水淀粉腌渍入味，备用。
2. 砂锅中注水烧开，放入大米，加盖小火煮约30分钟，再放入山药，小火续煮至食材熟透。
3. 放入羊肉、姜片，煮约2分钟。
4. 加入盐、鸡粉、胡椒粒，搅拌均匀。
5. 盛出后撒上葱花即可。

营养小课堂

本品有补肾壮阳、暖中祛寒、温补气血的作用，对遗尿患儿有一定的食疗作用。

难易度★★ 时间40分钟

糯米莲子羹

有利于改善病情的调养食谱，父母不妨学着做给孩子吃。

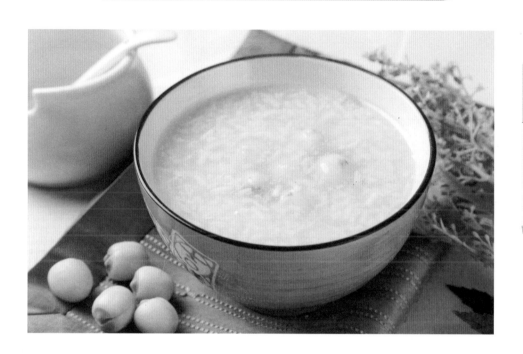

原料

莲子150克，糯米45克，白糖15克

做法

1. 砂锅中加入约800毫升清水，倒入洗净的莲子和糯米。

2. 加盖，大火烧开后转小火再煮30分钟。

3. 用汤勺搅拌片刻，以免粘锅。

4. 然后加入白糖，拌匀后再煮片刻。

5. 待白糖完全溶化后盛入碗中即可。

营养小课堂

本品有补中益气、健脾养胃、固肾止泻的作用，对夜尿频而少、脾虚便溏的肺脾气虚型遗尿患儿有一定的食疗作用。

感冒

感冒简称流感，是由流感病毒引起的一种急性呼吸道传染病。春季天气多变、忽冷忽热，使人的免疫和防御功能下降，加上"冬眠"后开始滋生繁殖的细菌、病毒等致病微生物乘机肆虐，所以这一时期最容易感染流行性感冒。

感冒主要分为风寒型感冒、风热型感冒和暑湿型感冒三种类型，前两种较为常见。可在饮食与生活保健调理上下功夫，帮助身体恢复健康。

》感冒类型不同，饮食有差异

饮食上，风寒型感冒患者宜食用具有发散风寒、辛温解表作用的食物，如肉桂、洋葱、花椒、醋、南瓜、赤小豆等。不宜食用性凉、生冷的食物，如螃蟹、百合、银耳、莲藕、柿饼等。风热型感冒患者宜服用具有抗炎、抗病毒作用的药物，辅以具有清热、生津作用的食物，如野菊花、金银花、板蓝根、香菇、柚子、苹果、黄瓜、木耳、胡萝卜、苦瓜等。不宜食用补益类药材及食物，如人参、党参、西洋参、黄芪、当归、大枣、熟地、土鸡、乌鸡等。

》平时借助饮食增强体质，可抵抗细菌入侵

为了避免流行性感冒的发生，要注意饮食多样化，以保证摄入的营养均衡，不要偏食，多食新鲜的蔬菜水果以及富含蛋白质的食物，多饮白开水，促进体内毒素的排出。

》做好生活保健，远离疾病

生活中，居住的房间要定期消毒，保持清洁，多通风。咳嗽、打喷嚏时应使用纸巾，避免传播细菌、病毒，患者用具及分泌物要彻底消毒。勤洗手，避免脏手接触口、眼、鼻。

生活要有规律，不要过于劳累，应保证每天睡眠时间 7~8 小时。适当加强体育锻炼，多做户外活动，多晒太阳，提高机体对气候变化的适应能力。

慢性支气管炎

慢性支气管炎是呼吸道疾病中较多发的一种疾病，而且有逐年递增的趋势。慢性支气管炎常常与支气管哮喘相混淆，支气管哮喘常于幼年发病，一般没有慢性咳嗽、咳痰的病史。慢性支气管炎是由于感染或非感染因素引起气管、支气管黏膜及其周围组织的慢性非特异性炎症。临床表现为连续 2 年以上，每次持续 3 个月以上的咳嗽、咳痰或气喘等症状。化学气体如二氧化硫等烟雾，对支气管黏膜有刺激和细胞毒性作用。吸烟和呼吸道感染为慢性支气管炎最主要的发病因素。

生活保健

◎慢性支气管炎患者伴有发热、气促的症状，要适当卧床休息。

◎吸烟的患者需要戒烟，避免烟尘和有害气体侵入体内。

◎冬天外出戴口罩和围巾，预防冷空气刺激气管，避免伤风感冒。

◎鼓励病人参加力所能及的体育锻炼，以增强机体免疫力。

◎发现病人有明显气促、发绀，甚至出现嗜睡现象，应考虑病情有变，要迅速送往医院。

饮食保健

慢性支气管炎患者在选择药材时，宜选择可抑制病菌感染的中药材和食材，如杏仁、百合、知母、枇杷叶、丹参、川芎、黄芪、梨等。

宜吃健脾养肺、补肾化痰的中药材和食物，如桑白皮、半夏、川贝、栗子、猪肺、花生、白果、山药、红糖、杏仁、无花果、银耳等。

选择食物时，宜选择高蛋白食物，如鸡蛋、牛奶、鲫鱼等。

对于油腻黏腻、助湿生痰、性寒生冷之物，如肥肉、香肠、糯米、海鲜等应该禁食。除此之外，辣椒、咖啡、酒等辛辣刺激性食物也应禁食。

哮喘

春暖多风，空气中的花粉颗粒、尘螨、真菌等最容易使过敏性体质之人发生变态反应，引起哮喘。因此，过敏性体质的哮喘病患者要时刻远离过敏原。哮喘患者发作前期先出现鼻痒、咽痒、干咳等症状，发作期出现喘息、胸闷、气短等症状。

》饮食调理很重要

哮喘患者在选择药材时，宜选用有松弛气道平滑肌作用的中药材和食材，如麻黄、当归、陈皮、佛手、香附、木香、天南星、紫菀、青皮、茶叶等。其次要选择有抗过敏反应作用的中药材和食材，如黄芩、防风、人参、西洋参、红枣、五味子、三七、芝麻等。饮食上宜吃蛋白质含量高的食物，如牛奶、豆腐等。

发病期间，要补充维生素和矿物质，宜选择生姜、白菜等。多吃补肾纳气、化痰止喘的中药材和食物，如射干、冬虫夏草、柑橘、核桃、芝麻、蜂蜜、丝瓜、燕窝、猪肺等。

辛辣食物容易上火生痰，哮喘患者不宜进食，如辣椒、韭菜、大葱、蒜等。酒精、碳酸饮料等会使心跳加快，导致肺呼吸功能降低，哮喘患者也要禁食。

》生活小细节不可掉以轻心

如果身边有患哮喘的朋友或家人，要提醒他们注意一些生活上的小细节，衣服上、床上最好不要使用羽绒或蚕丝制品，因为有些哮喘病人对羽绒、蚕丝过敏；不用地毯，勤洗被套；慎用和忌用某些可能诱发哮喘的药物；避免吸入花粉。

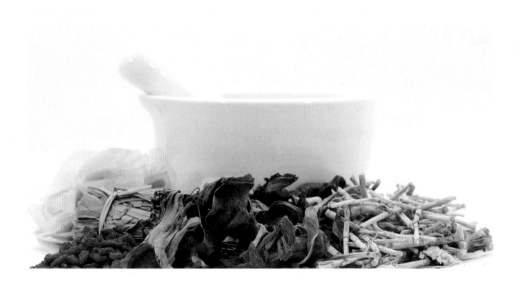

难易度★☆☆ 时间15分钟

丝瓜炒蛋

丝瓜与鸡蛋非常搭，营养丰富，口感嫩滑。

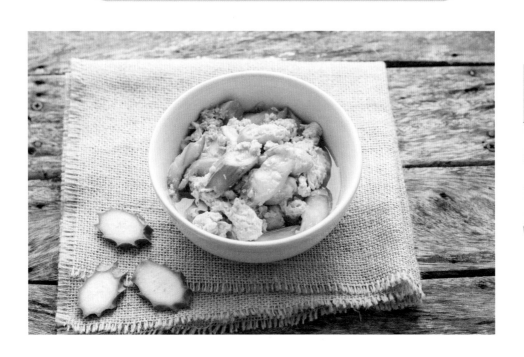

原料

丝瓜300克，鸡蛋2个

调料

鸡粉3克，盐2克，橄榄油3毫升

做法

1. 洗净去皮的丝瓜切成片；鸡蛋打入碗中，搅拌均匀。

2. 锅中放油，倒入鸡蛋滑炒，不要炒得太老，成型就立即盛出。

3. 锅中放入丝瓜煸炒，放入鸡蛋、盐、水、鸡粉翻炒均匀，即可盛出装盘。

营养小课堂

本品润燥养颜、补肺滋阴，适合秋燥干咳、皮肤干燥者食用。

Chapter **4**

不同疾病营养处方

117

肺气肿

肺气肿是一种生活中常见的病症，是指终末细支气管远端的气道弹性减退，过度膨胀，充气和肺容积增大或伴有气道壁破坏的病理状态。

细菌、病毒感染是引发肺气肿发生的重要原因之一，很多肺气肿患者对发病原因不了解，没有做好相应的应对措施，最终导致疾病缠身。除此之外，一些粉尘类工作，如煤矿、铁矿、碎石场等工作同样会导致肺气肿的发生。同时，大气污染也是引发肺气肿发生的原因之一。目前最热门的话题就是雾霾，雾霾天气，空气中有大量的有害物质，例如二氧化硫、二氧化氮、氯气等，它们会损害细胞黏膜，致使细菌感染，继而引发肺气肿。因此，生活中要注意自我保护，出门戴上口罩，晨练尽量在阳光明媚的天气进行。最后我们来说吸烟，吸烟是一种不健康的生活方式，吸烟对肺部的刺激是致命性的，轻则易引发支气管炎症，重则会引致肺癌。远离烟草将为我们的健康多增添一份保障。

肺气肿的类型

肺气肿的病理原因多种多样，按其发病原因，可分为老年性肺气肿、代偿性肺气肿、间质性肺气肿、灶性肺气肿、旁间隔性肺气肿和阻塞性肺气肿。此外，肺气肿按轻中重度分级，可分为早期肺气肿、轻度肺气肿和晚期肺气肿。

1. 早期肺气肿

早期肺气肿的症状不明显，但是也会对人的身体健康造成威胁。肺功能呼吸困难程度可为五度：第一度时工作、步行、上下阶梯和同年龄健康者一样；第二度时平地步行与同年龄健康者一样，但上坡及走阶梯时不能同健康人一样轻松；第三度时平地步行按自己的速度可行走 1 千米以上，但达不到同年龄健康者的速度；第四度时行走要做多次休息，一口气不能走完 50 米；第五度时说话、穿衣、转身、用餐时都会发生呼吸急促。

2. 轻度肺气肿

轻度肺气肿虽然没有十分明显的症状，但是如果没能及时发现并治疗，很有可能发展到疾病晚期。肺气肿加重时，胸廓前后径增大，脊柱后凸，肩和锁骨上抬，外观呈桶状，肋间隙饱满，肋骨和锁骨活动减弱，叩诊呈过清音，心浊音界缩小或消失，语颤减弱，肝浊音界下降，呼吸音及语颤均减弱，呼气延长，有时肺底可闻及干湿啰音，心音遥远，肺动脉第二心音亢进。

3. 晚期肺气肿

肺气肿发展到晚期，人体就会有明显不舒服的感觉。严重的肺气肿患者，即使在静息时，也会出现呼吸浅快，几乎听不到呼吸音。

自我保健方法

◎ 对引起此病的原发病，如慢性支气管炎、支气管哮喘和硅肺等，要积极防治。肺气肿由于肺功能受损，会影响健康、降低抵抗力，并且两者互为因果，所以要注意调养，增强免疫力是改善肺功能的最根本方法。

◎ 根据病人体力，可积极参加一些适当的体育活动，如慢跑。慢跑是一种最完整的全身性协调运动，能增加肺活量和耐力。慢跑时维持呼吸均匀，可使足够的氧气进入体内。

◎ 肺气肿病人冬季最怕冷，也易患感冒，每次呼吸道感染后症状加重，肺功能亦受影响，所以肺气肿患者应进行耐寒锻炼，增强免疫力。春季时用两手摩擦头面部及上下肢暴露部分，每日数次，每次数分钟，至皮肤微红为好。夏天在室内用毛巾浸于冷水后拧干，再用作全身摩擦，每日1~2次。秋后改用冷水擦脸。耐寒锻炼后可减少罹患感冒的概率，避免呼吸道感染。

◎ 肺气肿病人在肺部感染时，一定要卧床休息，遵照医嘱，按时服药。

饮食保健

◎ 肺气肿患者宜选择具有止咳化痰、排脓作用的中药材和食材，如栝楼、桔梗、蒲公英、桑白皮等。也可选择具有补益肺气、增强免疫力作用的中药材和食材，如党参、人参、沙参、冬虫夏草、五味子、玉竹等。

◎ 肺气肿患者应忌食辣椒、葱、蒜、酒等辛辣刺激性食物，这类食物会刺激气管黏膜，加重咳嗽、心悸等症状。也要避免食用产气食物，如红薯、韭菜等，因其对肺气宣降不利。应多食碱性食物，戒烟酒。

便秘

现在很多人都是外食族，饮食偏好油腻或肉类，但同时，他们又缺乏运动，使得肠道蠕动缓慢而引起便秘。便秘是临床常见病症，主要是指排便次数减少、每次排便的量减少、粪便干结、排便费力等。以上症状同时存在两种及以上时，可诊断为便秘。长期便秘，不仅会引发痔疮，还可能使肠内累积毒素，引发大肠癌，所以一定要引起重视。

当然，造成便秘的原因可能不止一种，所以要彻底了解便秘的原因，才有助于排便通畅。

1. 无肉不欢

很多人喜欢吃肉，不喜欢吃蔬菜水果，或是长期外食，造成五谷杂粮和蔬菜水果摄取量太少。而五谷杂粮和蔬菜水果富含膳食纤维，不会被人体消化，可以增加粪便的堆积。

2. 压力大，生活作息不正常

许多人因为工作压力大而持续熬夜，或是作息没有规律，没有养成在固定时间排便的习惯。

3. 社会压力

许多人背负着沉重的社会压力，例如工作上的竞争，或是家庭的压力。当压力一来，交感神经活动旺盛，但对肠道来说，比较好的状态是副交感神经活动较旺盛的时候。这时候肠胃蠕动的功能也会比较好，而有压力就会影响肠道的蠕动，因而引起便秘。

4. 缺乏运动

很多人每天开车上班，到了办公室又整天坐着，无论上班或回家都习惯搭乘电梯，运动不足会使肠道蠕动变得缓慢，增加便秘的机会。

5. 长期忽略或忍住便意

许多人的便秘是因为赶着上学、上班没时间上厕所，或是工作过于忙碌而忍着便意不上厕所。如果忽略或忍住便意会使直肠功能恶化，慢慢感觉不到便意，粪便停留过久便难以排便。

便秘令人苦恼，就像塞车让人感到烦闷不顺，每天注意一点儿生活小细节，就能远离便秘。

1. 早晨起床空腹喝杯水

早晨起床后，空腹时先喝杯水，有助于胃肠蠕动。但使用这个方法促进便意，也应该要吃早餐，才会有便意，尤其是早餐最好为含有膳食纤维的食物。

2. 多吃含有膳食纤维的食物

膳食纤维分为水溶性膳食纤维和非水溶性膳食纤维。水溶性膳食纤维包括蔬菜中的果胶，香蕉、牛蒡、火龙果、蒟蒻中的甘露聚糖；非水溶性纤维包括谷类、坚果等。便秘的人要多吃含膳食纤维的食物，帮助排便。

3. 多补充B族维生素和益生菌

B族维生素可促进肠胃蠕动，补充B族维生素可多吃蔬果、瘦肉。而每天食用乳酸菌食品，就能抑制坏菌在肠内繁殖，促进肠胃蠕动，将粪便与毒素排出体外。多喝优酪乳和多吃优格可补充益生菌，或是多食用一些含低聚糖丰富的食物，如香蕉、洋葱、牛蒡等。

4. 适量摄取脂肪

脂肪太多或太少儿都易引起便秘。有些人喜欢吃油腻食物，而有些人过于养生或过度减肥，一点儿脂肪都不碰。建议适量食用脂肪，并搭配一些纤维质的食物，这样效果更佳。

5. 多运动来增加腹肌的力量

如果缺乏运动会导致腹肌衰弱无力，并且会使肠壁平滑肌张力降低，肠道蠕动减弱。所以，适当运动可以活化肠道蠕动的功能。建议可健步走、登山、游泳或做健身体操，也可以从事自己喜欢的运动来增加腹肌的力量。

6. 养成天天排便的习惯

每天三餐最好准时且定量，也要养成天天排便的习惯，最好早睡早起，养成每天起来就排便的好习惯。

7. 避免烟酒、咖啡及刺激性食物

许多人喜欢靠烟酒或咖啡来缓解压力，并喜欢吃辛辣或重口味的食物、喝碳酸饮料等，这些都容易引发便秘。

肝硬化

肝脏是人体内重要器官之一，被称为"沉默的脏器"，即发生疾病了也不太会出现疼痛等信号，通常等到恶化了才会出现症状。健康的肝脏，表面是平滑且柔软的，一旦肝脏发炎太过严重，超过其本身的修复能力，便会由纤维组织来加以修补，久之便形成了肝硬化。其临床表现：（1）起病隐匿，伴有乏力、食欲减退、腹胀、腹泻、消瘦等；（2）肝大，边缘硬，常为结节状，伴有蜘蛛痣、肝掌、腹腔积液等；（3）常有轻度贫血，血小板及白细胞数减少。

根据临床资料统计，肝硬化发病率以 21~50 岁多见，男女比例约为 2:1。根据研究发现，雄性激素会活化 B 型肝炎的病毒，因此男性 B 型肝炎病毒带原者身上的病毒量比女性多，会加速肝硬化的发生。而哪些男人易患肝硬化呢？

1 酗酒的男人

2 长期营养不良的男人

3 乱用药物的男人

4 患有 B 型肝炎及 C 型肝炎的男人，尤其 B 型肝炎占 70% ~ 80%，是头号杀手，C 型肝炎占 10% ~ 20%

5 心脏衰竭的男人

肝硬化会导致肝功能减退，也有可能导致肝癌，如果能配合专业医师及日常生活保健，则可减轻已受损肝脏的负担。

要注意日常生活中的保健，良好的生活习惯可有效防治肝硬化。

1. 早睡早起、不熬夜

众所周知，熬夜非常伤害肝脏，尽量养成早睡早起的习惯，在晚间 11 点前入睡，使身体自然气行于肝胆，有利于疾病的复原。

2. 不乱吃补药、不迷信偏方

坊间盛传许多补肝养肝的食补或偏方，那些可能都没有科学根据。如果乱吃补药反而适得其反，会造成药物性肝炎。

3. 禁酒、戒烟

长期酗酒会损伤肝细胞，加速肝细胞坏死；吸烟会导致罹患肝癌的概率上升。

4. 多吃蔬菜水果

蔬菜水果中所含的维生素与植化素，都可促进肝脏正常的新陈代谢，减轻肝功能受损所引发的疲劳，并能帮助肝脏的修补，减轻有害物质对肝脏造成的损伤。

5. 定期健康检查

建议 40 岁以上的人定期做健康检查，尤其是慢性肝炎患者一定要养成定期检查的习惯，而且要持之以恒。

6. 肝硬化应该补充的营养食材

肝脏是重要的消化代谢与吸收器官，而罹患肝硬化的病患，对任何营养素的消化吸收储存能力都会降低，因此，只有补充足够的营养素，才能延缓病情的恶化。

◎ 合理应用蛋白质：蛋白质有助于肝细胞的再生，恢复肝功能，建议摄取量为每天每千克体重 1.0~1.5 克。食物来源：牛肉、猪肉、鸡蛋、豆制品等。

◎ 充足的糖类：糖类能使体内充分地贮备肝糖原，预防毒素对肝细胞的损害，建议每天吃糖类 350~450 克。食物来源：米饭、面条、全谷类等食物。

◎ 富含维生素 A、维生素 C 的食物：维生素 A、维生素 C 具有保肝、解毒及利胆的作用。食物来源：胡萝卜、牛奶、木耳、莲藕、木瓜、橙子、橘子、葡萄等。

◎ 富含维生素 B_{12} 的食物：酒精性肝硬化患者容易缺乏维生素 B_{12}。食物来源：牛奶、动物肝脏、小麦胚芽、豆类、肉类、酵母等。

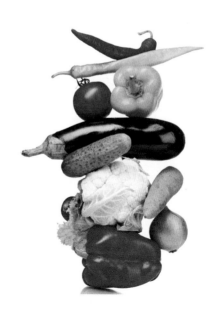

◎ 含叶酸的食物：酒精性肝硬化患者容易缺乏叶酸。食物来源：深绿色蔬菜、奇异果、橘子、葡萄、黄豆等。

◎ 含锌、铁丰富的食物：酒精性肝硬化患者容易缺乏锌、铁。食物来源：含锌丰富的食物有牡蛎、瘦猪肉、蛋类、鱼类等；含铁丰富的食物有牛肉、蛋黄、紫菜等。

脂肪肝

脂肪肝，俗称"肝包油"，也就是肝脏细胞囤积了太多的脂肪。成人脂肪肝的发病率约占肝脏疾病的三成，远高于 B 型肝炎的 15%~20% 以及 C 型肝炎的 2%~6%，可谓是最高发病率的肝病。

脂肪肝是相当常见的疾病，其形成的原因有体重过重、肥胖、血脂肪过高（尤其是甘油三酯过高）、酗酒、糖尿病控制不佳、药物（例如类固醇、治疗免疫风湿药物）等。大部分的患者为单纯性脂肪肝，经过多年的追踪后肝功能并无太大的变化，只有少数脂肪性肝炎（患者可能有食欲不振、疲惫、倦怠、恶心、右上腹部不适等症状）检查发现肝肿大、血清 GOT 及 GPT 数值异常升高（正常上限的 2 倍以内），会有进行性肝病，有可能进展为肝硬化、肝衰竭、肝癌等严重肝病。因此，脂肪肝仍然具有潜在危险性，也是一种警讯，不可当作一个完全良性的疾病看待。

一般而言，脂肪肝属可逆性疾病，早期诊断并及时治疗常可恢复健康。超声波是现今诊断脂肪肝最安全准确的工具。脂肪肝合并肝功能异常的病人，最好每 3 个月抽血、每半年做一次超声波，若为单纯性脂肪肝，半年追踪一次即可。大多数脂肪肝都有一定的成因，通常可以获得改善，所以必须针对形成原因加以控制，对症下药，才能减轻脂肪肝的程度。如果是饮酒造成脂肪肝，应该戒酒；C 型肝炎引起脂肪肝，则应以抗病毒药物治疗 C 型肝炎；若是高脂血症患者，必要时服用降血脂药物把血脂降下来。

远离脂肪肝要维持这种生活及饮食习惯

脂肪肝并不是"胖子"的专利，每个人都应该多注意防范，调整生活习惯和科学饮食均有助于养肝护肝，可以达到预防和控制脂肪肝的目的。

1. 运动治疗

运动能促进肝内脂肪消耗，达到降脂减肥的效果。而且人体的有氧运动能力是反映人体中脂肪氧化燃烧能力的一个关键指标。有规律地进行有氧运动能有效预防和控制脂肪肝。需要注意的是，运动需要循序渐进，更需要坚持。慢跑、散步等都是很好的选择，建议锻炼时间定在晚饭后半小时。

2. 终结肥胖

现代上班族常有摄取过量营养及热量的现象，加上运动量不足，过多热量无法消耗，自然会转化为脂肪，囤积于脂肪组织及肝脏内。脂肪肝多半由于肥胖所引起，针对单纯的脂肪肝，减重就是最好的特效药！要靠自己努力，从饮食控制、运动、规律作息等方面来减肥最理想。

3. 避免饮酒过度

酗酒可能会产生急性或慢性脂肪肝炎，脂肪肝炎若合并肝纤维化，甚至肝硬化后，可能导致肝癌。酗酒患者若合并慢性 B 型或 C 型肝炎病毒感染，则会加重肝脏的恶化，所以应该避免饮酒过度。

远离脂肪肝，首先要改善饮食内容

饮食上合理搭配有助于预防疾病，降低脂肪肝的患病概率。选择高纤维食物、新鲜食物、增加蔬果的摄取量等均是不错的方法。

1. 高纤维类食物

这类食物有助于增加饱腹感及控制血糖和血脂，对于因营养过剩引起的脂肪肝尤其重要。含膳食纤维的食物有麦片、糙米、豆类、香菇、海带、木耳、水果等。

2. 多吃新鲜食物

平常多吃一些新鲜食物，不要乱服中药，以减少肝脏负担。

3. 均衡饮食，增加蔬果的摄取量

蔬菜及水果中，富含多种抗氧化物质，如维生素 C、维生素 E 等，还含有植化素如多酚、花青素等，抗氧化剂能对抗体内自由基，避免身体细胞受到自由基的伤害，降低癌症发病率。每天尽量吃各种颜色的蔬果，12 岁以下的儿童需要 5 份，包括蔬菜 3 份、水果 2 份。女性需要 7 份，包括蔬菜 4 份、水果 3 份。男性则需要 9 份，包括蔬菜 5 份、水果 4 份。

4. 三餐规律

脂肪肝患者应改掉不良的饮食习惯，如不吃早餐、过量摄食、吃零食、宵夜，以及过度追求高热量重口味的食物，这些都会引起身体内脂肪过度蓄积。

5. 减少高脂肪及高糖分食物的摄取

现代人外食机会大增，饮食往往过于油腻，很容易形成脂肪肝。平时应以低脂饮食为宜，选择单不饱和脂肪酸（如橄榄油、菜籽油、茶油等），少吃饱和脂肪酸（如猪油、牛油、羊油、黄油、奶油等）。同时限制胆固醇（如内脏、脑髓、蛋黄、鱼子、鱿鱼等）的摄食量，不仅要避开油煎、油炸的食物，巧克力、冰激凌、糕饼类点心等高油脂及高糖类食物也要能免则免。就算是素食者不吃动物性脂肪，但若常采用煎、炸的烹调方式或为了让食物美味放较多的油，抑或吃太多坚果类食品，同样会吃进过量油脂或因营养过剩引起脂肪肝。

胃癌

胃癌是一种常见的恶性肿瘤，也是最常见的消化道恶性肿瘤，占消化道肿瘤的首位，占全部恶性肿瘤的第三位。虽然近 30 年来胃癌的发病率在世界范围内有明显下降的趋势，但在我国胃癌的死亡率仍占各种肿瘤的首位。胃癌多见于男性，发病随年龄增长迅速增加，多集中在 55 岁以上，仅 5% 的患者年龄是在 30 岁以下。

胃脘疼痛是胃癌早期出现的症状，早期不明显，仅有上腹部不适、饱胀感或重压感，到一定程度后会出现恶心、呕吐、食欲减退、腹泻。晚期病人极度消瘦，各脏腑功能衰竭，在上腹部能触及包块，压痛，肿物可活动也可固定，坚硬，有时呈结节状。易发于慢性胃炎、慢性胃溃疡、胃息肉患者，以及有胃癌或食管癌家族史者。

》胃癌的常见致病因素

遗传因素

胃癌有家族性聚集的倾向。研究表明，与胃癌病人有血缘关系的亲属，其胃癌发病率较亲属无胃癌患者的普通人高 4 倍。血型与胃癌也有一定关系，A 型血的人患胃癌的危险度比其他血型的人高 20%～30%。

环境因素

胃癌的发病有明显的地域性差异。我国胃癌发病的地理分布，以东部、西北部为最高，往东经甘肃河西走廊，陕北、宁夏、内蒙古、辽宁，然后沿海南下到胶东半岛及江浙一带，形成我国胃癌的高发地带。

饮食因素

饮食因素是胃癌发病中最主要因素。长期食用熏烤、腌制食品的人群中胃癌的发病率高，这些食品中致癌物质含量较高。冰岛为胃癌的高发国家，居民多以渔业为生，有食用熏鱼、熏羊肉的习惯。近 30 年来，冰岛居民食用的新鲜食品增加，熏制食品减少，胃癌发病率呈明显下降趋势。

胃部疾患

胃癌的部分患者是由原有胃部病变恶化所致。易发生胃癌的胃病有以下几种：①胃息肉；②慢性萎缩性胃炎；③胃部分切除后残留的胃；④胃溃疡；⑤胃幽门螺杆菌感染。

胃癌的预防

首先，要设法控制和排除可疑的致癌因素，消除病因后，发病率自然会降低。其次，要定期体检，早发现早治疗，提高存活率。

另外，应注意饮食卫生，避免多食刺激性食物，节制饮酒，定时吃饭，杜绝暴饮暴食，这样有助于减少胃炎和胃溃疡的发生，因为胃炎和胃溃疡是胃癌的危险因素。

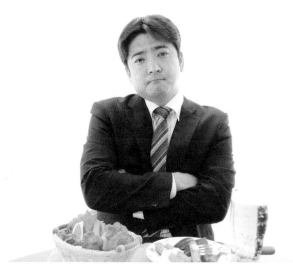

生活保健

第一，要注意心理调节，胃癌早期的治愈率很高，没有必要紧张和悲观。晚期患者虽然治愈率很低，但是也应该保持良好的心情，这样有助于增强免疫力，而紧张和悲观的精神状态只会对病情产生不利的影响。

第二，要注意保持生活规律，不可过度劳累。

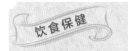

饮食保健

1. 食物冷冻保鲜

不论是在胃癌高发的日本、北欧，还是在胃癌的低发地区，自从使用食物的冷冻保鲜后，胃癌的发病均在持续下降。日本一项研究发现家庭电冰箱占有率越高，胃癌的发病率就越低，国家目前提倡的家电下乡，相信有助于冰箱的普及，相应地对预防胃癌也有利。

2. 避免高盐饮食

高盐饮食可破坏胃黏膜的黏液保护层，保护层损伤后胃黏膜裸露，不但易受到直接损伤，而且容易接触到致癌物质，因此，应该减少食物中盐的含量，每日盐量摄入应以6克左右为宜。

3. 经常食用富含维生素 C 的新鲜蔬菜及水果

世界各地的研究一致表明：新鲜蔬菜、水果具有预防胃癌的作用，经常食用新鲜蔬菜的人患胃癌的相对危险性要降低30%～70%，含有特殊物质的新鲜蔬菜，如大蒜、大葱、韭菜、洋葱、蒜苗也具有降低胃癌发病的作用。比如，我国山东省兰陵县盛产大蒜和蒜苗，胃癌发病率就普遍较低，是长江以北胃癌的最低发病县。

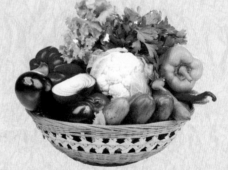

4. 食用富含维生素 A 的食物

瑞典科学家对 8 万多名瑞典成年人的饮食和健康状况进行了长达 8 年的跟踪调查后发现，维生素 A 能有效阻止和抑制癌细胞的增生和扩散，对预防胃肠道癌的作用尤其显著。对于胃癌患者而言，维生素 A 能帮助接受化疗的病人降低癌症的复发率，另外还能改变癌细胞膜的通透性，促进抗癌药进入癌细胞中，进而提升治疗效果。西红柿、胡萝卜、菠菜、辣椒、鱼肝油及乳制品中含有丰富的维生素 A。

上汤枸杞娃娃菜

营养丰富的蔬菜，鲜嫩爽口，带来满满的幸福感。

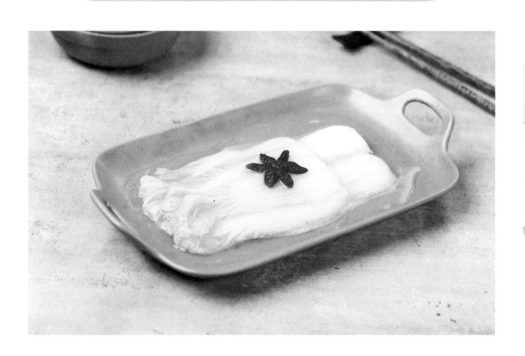

原料

娃娃菜270克，鸡汤260毫升，枸杞适量

调料

盐2克，鸡粉2克，胡椒粉、水淀粉各适量

做法

1. 锅中注水烧热，倒入鸡汤，加盐、鸡粉。
2. 待汤汁沸腾，倒入娃娃菜煮至软，捞出，装盘待用。
3. 锅中留少许汤汁烧热，倒入枸杞，拌匀。
4. 加入胡椒粉、水淀粉勾芡，调成味汁，浇在娃娃菜上即可。

营养小课堂

此品具有养胃生津、除烦解渴、利尿通便、清热解毒等功效。

黄花菜鸡蛋汤

入口嫩滑的食材与颜色鲜艳的汤品，轻易提升食欲。

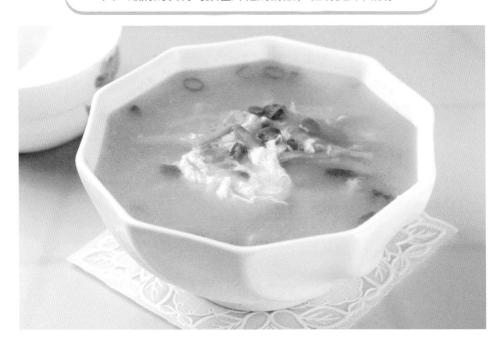

原料

水发黄花菜100克，鸡蛋50克

调料

盐3克，鸡粉2克，芝麻油少许，葱花少许

做法

1. 黄花菜去柄，鸡蛋打散。

2. 锅中注水烧开，加盐、鸡粉，放入黄花菜与少许芝麻油。

3. 用中火煮约2分钟，至黄花菜熟软，倒入蛋液，边煮边搅拌，至液面浮出蛋花，撒上葱花即可。

营养小课堂

此品具有防癌抗癌、生津养胃的功效，适合胃阴亏虚的癌症患者食用。

03 / 精神科、心脑血管常见病症

失眠

失眠是现代人的常见病、多发病，各个年龄层的人都有可能失眠，但以中青年和老年人失眠最为严重。中青年人因为各种压力，社会竞争激烈，生活节奏变快，以及工作和生活中遇到的各种不顺心的事而经常出现失眠的现象。老年人由于退休之后，原先的生活节奏发生了改变，地位也相应发生了改变，与家人对某些事的想法或处理方式不同等综合因素导致了老年人精神状态的改变，从而引发失眠。此外，老年人常常伴有高血压、脑梗死、冠心病等心脑血管疾病，影响了他们的睡眠，或加重了失眠。

失眠主要表现为入睡困难、睡眠不深、易醒、多梦、早醒、醒后不易再睡等。在失眠的人群当中，多数以入睡困难最常见，其次是睡眠浅和早醒，有些变现为睡眠感觉缺乏，有些则同时存在上述情况，给失眠者带来了巨大的痛苦。

引起失眠的原因有多种，常见的有以下几种：

◎ 心理因素：占到失眠患者的 60%~80%，生活和工作中的各种不愉快事件都可以造成焦虑、抑郁、紧张，从而出现失眠现象。

◎ 在心理因素中还有一些心理误区：主要体现为害怕心理，许多慢性失眠患者都有这种感觉，晚上即将要睡觉或晚上一上床就总担心今天是否能睡好，或是想尽力让自己很快入睡，但事与愿违，越想睡越不能入睡，越不入睡越着急，如此形成恶性循环。

◎ 环境因素：环境嘈杂、空气污浊、居住拥挤或突然改变睡眠环境等。

◎ 睡眠节律的改变：夜班和白班频繁变动等引起生物钟节奏变化。

◎ 生理因素：饥饿、疲劳、兴奋、紧张等。

◎ 药物和食物因素：酒精、咖啡、茶叶、药物依赖或戒断症状。

◎ 精神因素：各类精神疾病大多伴有睡眠障碍，失眠是精神症状的一部分。

如果出现失眠现象，不要紧张，失眠是可以治疗的。要尽可能弄清楚导致失眠的原因，调整并改善睡眠的环境，培养良好的生活习惯。调整好自己的心态，处理好生活及工作中出现的问题。对于不能自己调整好自己心态或心情的失眠患者，可以适当借助药物治疗，通过中医辨证服用中药治疗，可以是中成药或汤药。如果中药治疗不能完全控制住或效果不明显的，可服用催眠药物。催眠药物可以作为辅助治疗手段，但应避免药物依赖。一般选择半衰期较短、不良反应和依赖性较少的抗焦虑和镇静催眠药物。

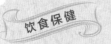

饮食保健

可常食具有养心安神作用的药材和食材，如酸枣仁、柏子仁、夜交藤、合欢皮、茯神、远志、益智仁、灵芝、莲子、百合、龙眼肉、小米、牛奶、葵花子等，可有效缓解失眠症状。

常吃富含铜、铁、色氨酸等物质的食物，有助于睡眠，如牡蛎、豌豆、鱼类、瘦肉、香蕉、无花果、葡萄、黄花菜等。

忌吃花椒、羊肉、狗肉等燥热性食物，这些食物容易导致心肝火盛而影响睡眠；忌吃肥腻、不易消化的食物，如烤肉、烤鸭、火腿等。

忌食辛辣与刺激神经的食物，如白酒、浓茶、碳酸饮料等。

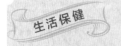

生活保健

保持乐观、知足常乐的良好心态；生活规律，保持正常的睡－醒节律；创造有助睡眠的条件，如睡前洗热水澡、泡澡、喝杯牛奶等；白天适度进行体育锻炼，有助于晚上的入睡；远离噪声、避开光线刺激等；避免睡前喝茶、饮酒等。

难易度★★☆ 时间30分钟

嫩焯黄花菜

味鲜质嫩的黄花菜也能成为餐桌上的主角。

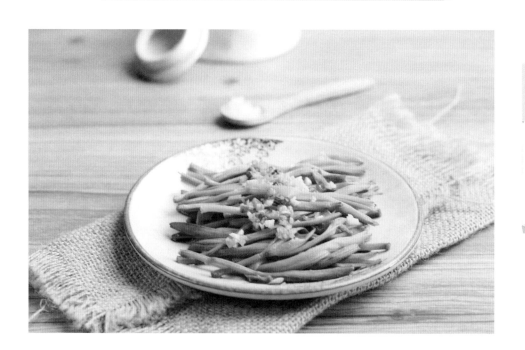

原料

水发黄花菜200克

调料

盐2克，酱油、食用油各适量，蒜末、葱花各少许

做法

1. 将黄花菜洗净，择去头。
2. 锅中注水烧开，放入盐和食用油，放入黄花菜，焯至断生，捞出沥干，装盘。
3. 撒上蒜末和葱花，淋上酱油即可。

营养小课堂

　　本品具有镇静情绪、缓解忧郁的功效。

痛风

痛风是血中尿酸浓度过高，引起尿酸盐结晶沉积于关节、软骨、滑囊液、肌腱或软组织中的一种发炎性疾病。患者常会在天气变冷或半夜时突然发作，好发处为下肢关节等，出现红、肿、热、痛等现象，严重者可能会痛到无法穿鞋、走路。痛风患者的发病年龄有下降的趋势，20~40 岁的男性痛风病例颇多。停经后的女性在停经前尿酸值较男性低，但停经后尿酸会增高。因为疼痛来得快，去得也快，有来去如风的说法，所以被称为痛风。

高尿酸血症是导致痛风的重要因素，血尿酸值大于 7.0 毫克 / 分升（mg/dl）为高尿酸血症。治疗的目标是使血尿酸值控制在 6.0 毫克 / 分升（mg/dl）以下，对于已有痛风结石患者，宜将血尿酸值控制在 5.0 毫克 / 分升（mg/dl）以下。当血尿酸浓度越高，持续的时间越长时，发生痛风的概率越大，若只是打止痛针消极治疗的话，会使过多的尿酸盐结晶沉淀在肾脏内，造成痛风性肾脏病变或肾结石。

痛风的病程分为无症状高尿酸血症、急性痛风性关节炎、不发作间歇期，最后造成慢性痛风石性关节炎，共 4 个阶段。不同的阶段，其治疗方式亦不同，无症状高尿酸血症通常不需要药物治疗，应先行调整生活形态与饮食习惯；急性痛风性关节炎疼痛时，常使用口服非类固醇消炎药物或并用秋水仙素，必要时可使用口服或注射类固醇；不发作间歇期和慢性痛风石病变时，应该使用降尿酸药物。

想要远离痛风，你应该维持这样的生活及饮食习惯

1. 保持理想体重

肥胖者要减轻体重，肥胖不但会增加嘌呤的形成，亦会影响尿酸代谢，平均体重每减轻 7.7 千克（17 磅），可降低血尿酸值约 1.67 毫克 / 分升（mg/dl）。但需避免体重快速减轻，以免身体组织快速分解而产生大量尿酸、酮酸，反而引起痛风急性发作。

2. 减少酒精饮料

酒精在体内代谢后会影响尿酸的排泄，在各种酒类中啤酒最容易导致痛风发作，其主要原因是啤酒中含有高浓度的鸟苷，代谢后会产生嘌呤，增加尿酸的形成。

3. 生活作息要正常

避免工作压力过度，避免暴饮暴食。定时睡眠、定时起床，保证充足的睡眠；定时进食，定时运动，有规律地生活，可以使机体代谢保持最佳状态。

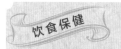

1. 选择嘌呤低的食物

急性痛风发作期，应尽量选择嘌呤含量低的食物，如蛋类、奶类、米、麦、甘薯、叶菜类、瓜类蔬菜及各式水果。

2. 限制高嘌呤食物，避免尿酸过高

人体内的尿酸约 1/3 是来自于摄取富含导致嘌呤合成增加的食物，另外 2/3 是来自身体新陈代谢产生，如果体内产生过多尿酸或肾脏排泄尿酸不良，就会形成尿酸过高。应避免食用动物性高嘌呤食物，如内脏（肠、肝、胗类）、鱼卵、蟹卵、小鱼干、虾米。可选择嘌呤含量低的海鲜类，如海参、海蜇皮。

3. 避免摄食经过长时间烹调的肉汁或浓汤

火锅通常含有大骨、鸡汤块、内脏及火锅料溶出的高嘌呤，在冬天嗜吃火锅的风气之下，痛风发病概率就高出许多。

4. 平常养成多喝水的习惯

每天喝 1500~2000 毫升（6~8 杯）的水能帮助尿酸的排泄，减少泌尿道结石的机会，运动后亦应适量补充水分。因为利尿剂会抑制尿酸的排泄，非必要时应避免长期使用利尿剂。

5. 避免饮酒

痛风患者不宜喝酒，尤其是啤酒、葡萄酒等发酵的酒类，会诱发痛风。

6. 少食辛辣刺激性调味品

咖喱、胡椒、茴香等食品调味料会使植物神经兴奋，诱使痛风急性发作，如果食用过量对痛风不利，因此，强烈刺激的调味品或香料应减少食用。

健康小贴士

急性痛风发病时可以选择冰敷

急性痛风常发生于半夜，大多数发生在大脚趾关节，其他部位如脚背、膝、腕关节都可能发生，发作部位会出现红、肿、发热及严重疼痛。痛风发作时可冰敷患处，以减轻疼痛。

Chapter **4** 不同疾病营养处方

高血压病

高血压病是指在静息状态下动脉收缩压和（或）舒张压增高，常伴有心、脑、肾、视网膜等器官的功能性或器质性改变以及脂肪和糖代谢紊乱等现象。患者常有以下症状：头晕、头痛（多为持续性钝痛或搏动性胀痛，甚至有炸裂样剧痛）、烦躁、注意力不集中、记忆力减退、肢体麻木等。

根据 2003 年公布的《美国预防、检测、评估与治疗高血压全国联合委员会第七次报告（JNC7）》对于成人血压的分类标准及定义：收缩压指数范围处在 120~139mmHg，或舒张压 80~89mmHg，就被视为前期高血压，同时将高血压分类为三期（如下表）。另外，代表大血管阻力及弹性的"脉压差"（收缩压 - 舒张压）也越来越被重视，正常脉压差为 20~60mmHg，俨然成为血压的另一种指标，与心血管疾病的发生有关联，但目前这方面的证据仍然不足。

根据 JNC7 的建议，大部分的高血压患者经过治疗后收缩压与舒张压若能低于 140/90mmHg，并发心血管疾病的危险就会下降，但已知合并罹患糖尿病或肾脏疾病者，患者本身并发心血管疾病的风险原本就已明显高于单纯高血压者，因此这类患者理想血压值应控制在 120/80mmHg 以下。

种类	收缩压 （mmHg）	舒张压 （mmHg）
理想血压	< 120	< 80
正常血压	< 130	< 85
高血压第一期	140 ~ 159	90 ~ 99
高血压第二期	160 ~ 179	100 ~ 109
高血压第三期	≥180	≥110

高血压的早期症状

高血压的早期自觉症状可能有头晕、耳鸣、目眩、肩颈僵硬、呼吸不顺或急促，以及心跳加快等不适感。高血压不一定会引起任何不适症状，所以有90%以上患者无自觉症状，而高血压是颈部动脉硬化的最主要决定因子，高血压越久，动脉硬化越厉害，当血管阻塞进展到60%~70%的程度时，才会出现血流不足的症状（如心绞痛或脑部缺血），因此高血压被称为"无形杀手"。高血压的影响重大，与之相关的并发疾病（如脑中风、冠状动脉心脏病、主动脉剥离、心脏衰竭、肾脏衰竭等）都是造成死亡或残疾的重要原因。

远离高血压

血压并非固定不变的状态，在一天当中会出现高低起伏的变化，也会随着季节等其他因素而有所变动，如受时差、气候、情绪、运动、姿势、洗澡及喝酒等影响。一天最少3次在不同时间内测得血压都有升高情形，才能够诊断为高血压。鼓励病人在家中自测血压，有助于认识高血压及改善治疗。服用降血压药剂的病人，宜规律测量早上起床后、吃药前及近傍晚的血压，以确认整天的血压都控制得很好。

生活保健

合理安排作息时间，避免过度劳累和精神刺激。应早睡早起。注意保暖，宜用温水洗澡，水温控制在40℃左右。避免受寒，因为寒冷可以引起毛细血管收缩，易使血压升高。适当进行体力活动和体育锻炼，可使四肢肌肉放松，有利于降低血压，防止动脉硬化。

高血压患者的饮食

高血压患者应采取DASH（Dietary Approaches to Stop Hypertension，防治高血压饮食）饮食，DASH饮食是美国国家卫生研究院国家心肺及血液研究中心所提出，将一般富含肉类的美式饮食改变为特别强调富含蔬菜、水果、低脂乳品和坚果，同时避免食用含高脂、高饱和脂肪酸及胆固醇食品的饮食，减少肉类食品，增加鱼类和种子及干豆类食品的分量。这种饮食的钾、钙、镁含量比一般饮食形态高出许多，更富含纤维素及蛋白质。因为建议的水果、蔬菜和全谷类食物，可能会高于过去的习惯量，所以饮食中的纤维素量会大大增加，可能使人出现胀气或腹泻的现象，建议最好采取循序渐进的方式改变饮食习惯。

低脂或脱脂的乳制品	2~3 份，主要营养素为钙和蛋白质。如有乳糖不耐受现象,选择不含乳糖来源的低脂或脱脂奶。
肉类、禽肉及鱼肉	不超过 2 份（1 份为 150 克煮熟肉类），主要营养素为蛋白质和镁。用半荤素菜取代部分肉类，以增加每餐蔬菜、全谷类和干豆类的分量来减少肉类进食量。
核果、种子或干豆类	每周 4~5 份（1 份为 1/3 杯或 75 克核果类，或 2 汤匙或 25 克种子类，或 1/2 杯煮熟的干豆类），主要营养素为热量、镁、钾、蛋白质和纤维素。
谷类和谷类制品	7~8 份（1 份为 1/2 碗饭或 1 片吐司）。多选购全谷类，主要营养素为纤维素、镁、植物化合物和热量。
蔬菜	4~5 份（1 份为 1/2 碗煮熟的青菜），主要营养素为钾、镁和纤维素。在午餐和晚餐各增加 1 份蔬菜。
水果	4~5 份（1 份为 1 个中型的水果），主要营养素为钾、镁和纤维素。每餐增加 1 份水果，或以水果取代甜点。
油脂	2~3 份（1 份油脂相当于 1 茶匙油），主要营养素为热量。选择植物油为佳。
甜食、甜品	每周不超过 5 份（1 份为 1 汤匙糖，或 1 汤匙果冻或果酱），甜食必须是低脂的。

难易度★ 时间15分钟

枸杞菊花茶

喝枸杞菊花茶可防治高血压，效果明显。

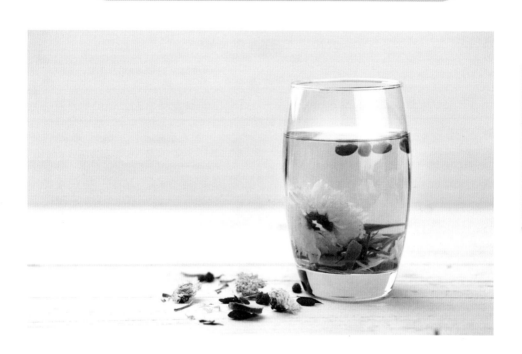

原料

枸杞5克，菊花3克

做法

1. 砂锅中注入适量的清水烧开，倒入洗净的菊花，加盖煮沸，然后转小火煮10分钟。
2. 揭盖，撒上洗净的枸杞，搅匀。
3. 加盖用小火煮3分钟至营养物质析出。
4. 搅拌片刻后，盛出煮好的枸杞菊花茶即可。

营养小课堂

本品具有清肝泻火、降压降脂的功效。

Chapter **4**

不同疾病营养处方

高脂血症

高脂血症的类型与致病原因

高脂血症指的是血液中脂肪物质如胆固醇、甘油三酯及血脂蛋白代谢异常的疾病。高脂血症又可分为高胆固醇血症、高甘油三酯血症及混合型高脂血症3种，也就是俗称的"血浊"。血脂过高在大部分的情形下是没有征兆的，需通过抽血检查得知。高脂血症的致病原因有家族性遗传、次发性的疾病因素（如糖尿病、肥胖症、库欣综合征、肾病综合征、甲状腺功能减退症）、某些药物因素（如利尿剂、雌性激素、避孕药、类固醇或 β－阻断剂的使用）等，当然最常见的致病因素是肥胖及长期饮食习惯不良。

远离高脂血症

轻度的高脂血症患者若没有冠心病等高危险因子，则建议采用美国国家胆固醇教育计划推荐的"治疗性的生活形态改变"（therapeutic lifestyle changes，TLC），先进行为期3个月、2阶段（Step II）的TLC，即体重管理、运动及饮食控制来控制血脂。饮食方面的限制，如下表所示，且每周最少运动150分钟或每周运动5天，每次至少30分钟。若3个月后，血脂无法恢复正常值，再施以降血脂药物治疗。若已患有糖尿病、动脉硬化、心血管疾病者或有家族史者，专家建议可考虑提前使用降血脂药物治疗。

营养成分	饮食建议
总脂肪	占总热量的25%～35%
饱和脂肪	≤7%总热量
多不饱和脂肪	≤10%总热量
单不饱和脂肪	≤20%总热量
碳水化合物（糖类）	占总热量的50%～60%
蛋白质	<15%总热量
纤维素	每天摄取20～30克
胆固醇	每天<200毫克
总热量	以达到理想体重或防止体重增加所需的热量为准

长期血脂过高，容易造成血管内皮细胞功能异常，致使浸入内皮层的低密度脂蛋白增加，引起局部发炎，巨噬细胞反复吞噬经氧化的低密度脂蛋白，导致死亡而形成泡沫细胞，最后形成动脉硬化斑块，沉积于血管壁上，造成血流受阻。巨噬细胞还会分泌一些细胞激素，刺激血管壁上平滑肌细胞增生，使斑块纤维化，加速动脉硬化，使血管管腔变小，血液流通困难即造成血管阻塞，容易引起心血管疾病，常见病症如动脉硬化、脑中风、高血压、心肌梗死、冠状动脉心脏病等。

远离高脂血症，首先要改善饮食内容

采用地中海饮食	多吃以橄榄油、水果、蔬菜、鱼组成的"地中海饮食"，采用地中海饮食能够获得健康的单不饱和脂肪酸、丰富的类黄酮及抗氧化的维生素，可有效阻止低密度脂蛋白（坏胆固醇）被氧化产生的动脉粥样硬化。
多吃膳食纤维，增加蔬果及杂粮摄取量	增加膳食性纤维的摄取，每日量为 20 ～ 30 克。膳食纤维的好处多多，不但可以增加饱腹感，减少热量的摄取，还具有预防便秘、稳定血糖、降低胆固醇的效果。如燕麦、红薯、水果、豆类、菇蕈类及海藻类，都是对身体很好的高纤食物。
多吃富含抗氧化剂的食物	自由基会让血管老化发炎，造成低密度脂蛋白被氧化形成斑块，危害血管健康，只有从饮食中充分摄取天然来源的抗氧化剂，才能清除体内自由基。建议多摄取天然抗氧化剂，如 β－胡萝卜素、维生素 C、维生素 E、B 族维生素及硒、锌、锰、铜，还有多酚及类黄酮来源食物，以草莓、蓝莓、葡萄、苹果、胡萝卜、菠菜、大蒜、洋葱、西蓝花、全谷物、黑巧克力、茶等含量最多。

多吃富含Omega-3脂肪酸的海水鱼类	鲭鱼、蛙鱼、秋刀鱼及虾等均富含 Omega-3 脂肪酸（即 DHA），对心血管疾病有相当显著的预防效果，是比红肉好的优良蛋白质来源。
小心油脂的摄取种类	烹调用油，少用猪油、牛油等动物性油脂，多选以橄榄油、芥花油、苦茶油、芝麻油、花生油等单不饱和脂肪酸高的植物性油脂替代，可降低血脂肪。同时还需调整健康的烹调方式，减少油炸、煎的次数。
选择优良的蛋白质来源	多食用黄豆及豆制品，这类食物含有异黄酮、植物雌激素等植物性化学物质，有捕捉自由基与抗氧化的特性，可防止过氧化脂质的生成。用黄豆和豆制品，如豆腐、豆浆等，来替代部分肉类更健康。
尽量减少胆固醇的摄取	去除肉皮及少吃内脏类（脑、肝、腰子等）、蛋黄、蟹黄、虾卵、鱼卵等高胆固醇食物。
避开油炸食物或高油脂点心	植物性油脂虽比动物性油脂好，但当液态植物油经过"氧化"程序成为"反式脂肪"，其性质就和饱和脂肪相同。这些不利于血管健康的反式脂肪，常隐藏在人造奶油、油炸食物（如薯条、炸鸡等）、烘焙食物（如蛋糕、西点饼干、酥油点心等）中，所以最好避免食用这类食物。
适量摄取坚果类食物	坚果类食物富含维生素E及单不饱和脂肪酸，每日可选择以 1 份坚果类（约 1 汤匙量）来替代油脂含量，有益健康。
避免饮酒过量	有研究指出，小酌红酒可以提升高密度脂蛋白胆固醇（好的胆固醇），但要避免饮酒过量。

难易度★ 时间15分钟

～ 凉拌佛手瓜 ～

清新爽口的食材，更能带来好心情。

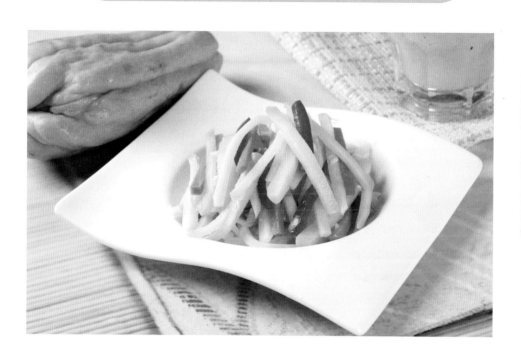

原料

佛手瓜100克，红彩椒5克

调料

盐3克，鸡粉少许，白糖、芝麻油各适量，蒜末少许

做法

1. 红彩椒洗净，去蒂去籽，切丝。
2. 佛手瓜洗净，去核，切丝，焯水，捞出沥干，备用。
3. 取碗，倒入佛手瓜、红彩椒、蒜末，放入盐、鸡粉、白糖、芝麻油，拌匀，盛入盘中即可。

营养小课堂

本品具有降低血脂的功效，佛手瓜疏肝理气，也是调理心血管疾病的好帮手。

Chapter 4 不同疾病营养处方

糖尿病

糖尿病的诊断

糖尿病是指糖类代谢异常的疾病，临床上常伴随吃多、喝多、尿多及体重减轻等不适症状，一般为主动就医而筛检出来。

在近几年十大死亡原因排名中，糖尿病已悄悄爬至第几名，所以绝对不可忽视糖尿病的严重性。当糖尿病病程愈久，神经病变机会愈大，患者以感觉变差为主，如对痛觉及温度的感觉变差，还有肢体的异常感，犹如戴手套穿裤袜般，甚至肢体被衣服碰触也会引起疼痛，其他还有腕隧道症候群、尺神经及腓神经等肢体单一神经病变，或是颅神经病变等。一个病人可能会出现不同种类的神经病变。因此，早期诊断及治疗糖尿病的神经病变是很重要的。美国糖尿病协会建议，当诊断罹患糖尿病时，患者应每年接受多发性神经病变的筛检，如半定量音叉及单股尼龙纤维、碰触脚掌有无感觉变差、肌腱反射下降、肌肉萎缩无力、足部是否有伤口或湿痒的变化等。治疗糖尿病神经病变的根本之道在于，将血糖控制在正常范围内，有助于延缓或预防周边神经病变。

美国糖尿病学会（ADA）对于糖尿病的诊断标准共有 4 项，只要符合其中 1 项即可定义为"糖尿病"（Diabetes Mellitus）。但前 3 项标准必须要重复验证。

	诊断标准
Check 1	空腹血糖（指空腹至少8小时的血糖）≥126mg/dL
Check 2	糖化血色素（AIC）≥6.5%
Check 3	口服75克葡萄糖耐糖试验2小时的血糖≥200mg/dL
Check 4	有糖尿病的症状，加上随机测得的血糖≥200mg/dL以上者

若高血糖但还未到诊断标准者，可以分类为空腹血糖异常大于 100 毫克 / 分升（mg/dL）者，或口服 75 克葡萄糖耐糖试验 2 小时的血糖介于 140~149 毫克 / 分升（mg/dL）者，或糖化血色素异常 5.7%~6.4% 者，称之为葡萄糖耐受不良，定义为"糖尿病前期"（Pre-diabetes）。

血糖的指标为 HbA1c，通常每 3 个月检查一次，当糖尿病病人血糖控制 HBA1c 小于 7%，有助于减少大小血管病变、神经病变、视网膜病变的风险。鼓励患者最好能每天自我进行血糖监测管理，规律操作血糖机测量血糖，控制目标为 70~130 毫克 / 分升（mg/dL），餐后 1~2 小时应小于 180 毫克 / 分升（mg/dL）。持续性地测血糖也能预防低血糖的发生。

想要远离糖尿病，你应该保持这样的生活及饮食习惯

1. 饮食节制

注意饮食均衡，少吃会让血糖急剧上升的食物（如甜食等）。

2. 每周规律的运动

至少每周 150 分钟中等强度运动或每周运动 3 次，每次 30 分钟以上，年纪大者可进行缓和运动，如柔软体操、健走等。

3. 将体重控制在理想的范围

对于体重过重或肥胖的病人，体重需减到理想范围（18.5 ≤ BMI < 24），有研究指出当体重减轻 7% 时有助于降低 HbA1c。

改善饮食内容

许多医院或诊所都有所谓的糖尿病共同照护网服务，建议所有的糖尿病患者都能在回医院看诊拿降血糖药的同时，和你的营养师谈谈，由营养师为你规划饮食计划，以均衡健康摄取 6 大类食物为导向。

1. 控制热量摄取，采取高纤、低油、少量多餐方式，进行体重控制

经常外食族宜选择以"低油"烹调方式，如凉拌、蒸、煮、炖、卤、烧、烤方式，以取代炒、煎、炸方式，减少额外的热量摄取。家庭用油首选富含单不饱和脂肪酸的植物油，如橄榄油、花生油、苦茶油等，可以减轻心血管的负担。

限制饱和脂肪的摄取，使其低于总热量的 7%，尤其要避免反式脂肪的来源，鼓励患者多食用有助于调控当餐血糖的法宝蔬菜。虽然蔬菜类含些许糖，但同时富含膳食纤维，有助于延缓血糖的上升，所以通常可以忽略不计，若蔬菜摄取量达半斤以上者，才需将蔬菜类的含糖量并入饮食计划中。

2. 量身打造饮食，以"固定糖类分量"来管控血糖

含糖食物有全谷根茎类（主食类）、水果类和奶类，而豆蛋鱼肉类及油脂类虽然不含糖类，也需要限定分量，以免影响总热量的摄取。糖尿病患者在咨询门诊时，可以学习到"糖类计算"，了解到各类食物的含糖量与食物代换方法。固定糖类分量可以让血糖趋于稳定状态，例如：每餐固定吃 1 碗饭（八分满）或者换成 1 碗半

的面条，若配菜中含有主食类，如玉米、山药、南瓜、番薯、芋头、红豆、绿豆等食材，则饭量需要再酌量减少。水果类或奶类建议可以放在点心餐次时和正餐分开食用，以符合少量多餐的方式，新鲜水果含有纤维质、维生素及矿物质，每次进食1份的量为宜，每日建议量为 2~3 份，奶类则宜选择低脂奶。

妊娠型糖尿病

准妈妈在怀孕期间 24~28 周时，使用 75 克葡萄糖耐量试验来检测第 2 小时血浆血糖，初次被诊断为糖尿病者，即属于妊娠型糖尿病患者。通常约略在怀孕六七个月时，孕妇出现对糖耐受不良、血糖偏高的倾向，若孕妇因经常性处于高血糖现象，可能会造成胎儿成长超大、羊水过多、早产或新生儿巨婴症而伴随的呼吸窘迫感、高黄疸指数、低血糖或较高的剖宫产概率等问题。往往随着孕程结束，产后血糖随即恢复正常，产后 6~12 周的葡萄糖耐量测试呈现正常。

经由产前筛检确认为妊娠型糖尿病的孕妇，应该先咨询医生，再经由饮食节制，绝大多数孕妇就可恢复理想血糖值。若饮食调控后依然无法符合要求，即空腹血糖超过 100 毫克 / 分升（mg/dL），饭后 2 小时超过 130 毫克 / 分升（mg/dL）者，即建议转介新陈代谢科作预防性胰岛素注射。

每天的血糖自我检测是很重要的，接受饮食控制的孕妇可以通过尿液酮体的检测，看出是否有卡路里或糖类不足的情况，测量血压及尿蛋白的检测则可以发现是否还存在妊娠高血压问题。

妊娠型的糖尿病孕妇，怀孕时不需要进补，也不能过度节食，在适当的热量范围内，摄取均衡的营养素，使孕妇达成理想血糖目标值。增加的体重应控制在合理范围内，以维持胎儿正常的生长发育。适度及规律的运动可以帮助消耗过多摄取的热量，腹中宝贝也会感受到妈妈运动时羊水晃动的美好感受，能帮助血糖的稳定。

妊娠型糖尿病的饮食

血糖控制的好坏和否和日后胎儿及母亲出现并发症息息相关，借由积极地每天自我血糖检测、饮食控制、适度运动、定期回院产检等措施，相信天下伟大的准妈妈们，努力期待到宝宝健康诞生的那一刻都会觉得所有付出是很值得的。

1. 适度控制体重，避免补过头的情形

自古以来中国人传统观念，尤其是长辈的叮咛，怀孕期间就是要"一人吃两人补"，但往往又遇到补过头的情形，体重呈直线上升。其实整个怀孕期间体重增加以 10~16 千克为宜，孕前体重较轻或过重肥胖者则增加幅度需再调整。怀孕第一期建议每周增加 0.5 千克，第二、第三期建议每周增加 0.2~0.5 千克。通过产前检

查不断与医生讨论胎儿周数与体重变化是否符合，并随时与营养师讨论以调整所需热量，及时配合母体体重适度增加。

2. 妊娠型糖尿病首重均衡饮食

经过营养咨询后，学习认识六大类食物，依照营养师设计的饮食计划控制各类食物的摄取分量，尤其是直接影响血糖稳定的主食类、水果类及奶类食物。避免高热量（勾芡物、油炸品、油酥品）、高油脂（奶油、动物皮）及纯单糖类（蜂蜜、糖浆、汽水、养乐多、包装果汁、冰激凌、蛋糕、布丁）食物的摄入。

主食类的选择

①可选用未精制的全谷类，如燕麦片、全谷米、糙米。

②选用高纤维的番薯叶、小黄瓜、芹菜、竹笋等各式叶菜类蔬菜和各式菇类。

③低热量调味烹调，宜采用清蒸、清炒、烤、卤等烹饪方式，避免加糖、焗烤、糖醋烹调，选用葱、姜、蒜及香辛料为佳。

3. 餐次分配宜"少量多餐"

用餐时间及用餐分量尽量固定，避免暴饮暴食或过餐未食等三餐进食不规律情形，每日以5~6餐的方式进食，让正餐不会吃太饱，两餐中间提供点心来预防低血糖，也能维持整天的血糖稳定。

4. 各种食材的摄取适量

临床上常见到孕妇为了让胎宝宝皮肤比较好，而有水果及牛奶类摄取严重超量情形，也不知道淀粉高的食物（如饼干、面包、玉米、番薯、芋头、菱角、绿豆、山药、南瓜等都是属于主食类），是应该要纳入含糖量食物分量代换计划中。

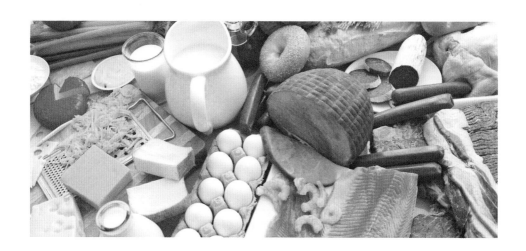

脑梗死

脑梗死是脑动脉出现粥样硬化，使管腔狭窄甚至闭塞，导致脑组织缺血而缺氧坏死。有些患者一觉醒来后会出现口眼歪斜、半身不遂等先兆病症。脑梗死的部位及面积不同，症状也不同，最常见的有头痛头晕、半身不遂等。统计表明，脑出血发病率呈现下降趋势，而脑梗死的发病率却呈上升趋势。之所以出现这种情况，是因为脑出血与脑梗死的危险因素不同，脑出血发生随着高血压的治疗率与控制率的提高而有所改善，而脑梗死则与吸烟、高血糖、高脂血症、肥胖及房颤等多重因素有关。

脑梗死主要分为三类：完全性脑梗死、可逆性脑梗死和进展性脑梗死。完全性脑梗死是发病之后病情不再进展、不再加重，处于稳定状态；可逆性脑梗死是发病之后病情逐渐好转，一般3个星期内基本上可完全恢复。完全性脑梗死恢复程度依病情的轻重而定，病情轻的一般恢复得比较好，病情重的可能会留下后遗症；而可逆性脑梗死基本上都能恢复到比较好的状态。进展性脑梗死是指发病之后，从发病开始一个星期或半个月，病情逐渐加重。比如，病人刚刚发病的时候，能够自己走路，但是到了第二天、第三天病情逐渐恶化，直到肢体完全瘫痪，不能走路，也不能说话，甚至出现神志的异常。

脑梗死的治疗分为急性脑梗死的治疗和一般性治疗。

◎ 综合治疗及个体化治疗：根据疾病发生的时期、病情、病因采取针对性的综合治疗和个体化治疗措施。

◎ 积极改善和恢复缺血区的血液供应，促进脑微循环，阻断和终止脑梗死的病理进程。

◎ 预防和治疗缺血性脑水肿。

◎ 急性期应尽早用脑细胞保护治疗，可采取综合性措施，保护缺血周边半暗带的脑组织，避免病情加重。

◎ 加强护理和防治并发症，消除致病因素，预防脑梗死再发。

◎ 积极进行早期规范的康复治疗，从而降低致残率。

◎ 其他：发病后12小时内最好不用葡萄糖液体，可用羟乙基淀粉或林格液加三磷酸腺苷（ATP）、辅酶A及维生素C等，避免在急性期用高糖液体加重酸中毒和脑损害。

一般治疗

包括维持生命体征和处理并发症。

◎ 血压：缺血性脑卒中急性期血压升高通常无须特殊处理（高血压脑病、蛛网膜下腔出血、主动脉夹层分离、心力衰竭、肾衰竭除外），除非收缩压 >220mmHg 或舒张压 >120mmHg 及平均动脉压 >130mmHg。

◎ 吸氧和通气支持：对脑干卒中和大面积梗死等病情危重患者，需要气道支持和辅助通气。

◎ 血糖：应常规检查血糖，当超过 11.1mmol/L 时应立即予以胰岛素治疗，将血糖控制在 8.3mmol/L 以下。

◎ 感染：急性期容易发生呼吸道、泌尿系感染等，是导致病情加重的重要原因。

◎ 上消化道出血：对于高龄和重症脑卒中患者，急性期容易发生应激性溃疡，建议常规应用静脉抗溃疡药；对易发生消化道出血患者，应使用冰盐水洗胃、局部应用止血药（如口服或鼻饲云南白药、凝血酶等）；对于出血量多引起休克的患者，必要时需要输注新鲜全血或红细胞成分输血。

饮食保健

◎ 选用能增强血管弹性的中药材和食材，如天麻、钩藤、白术、川芎、玉竹、半夏、菊花、芹菜、豆芽、黑莓、蓝莓、葡萄、李子等。

◎ 选择具有益气、化瘀、通络作用的食物，如冬瓜、决明子、玉米、无花果、香蕉、苹果、海带、紫菜、奶制品、蜂蜜等。

◎ 宜选择高蛋白、低脂肪、低胆固醇、低热量的食物，如鲫鱼、鳝鱼、鸭肉、海参、牡蛎、扇贝等。

◎ 忌食高脂肪、高胆固醇食物，如狗肉、肥肉等。

◎ 忌食辛辣、刺激性强的食物，如辣椒、生姜、胡椒、浓茶等。

难易度★★ 时间20分钟

马蹄炒芹菜

容易上手的菜肴，让你快速做出健康美食。

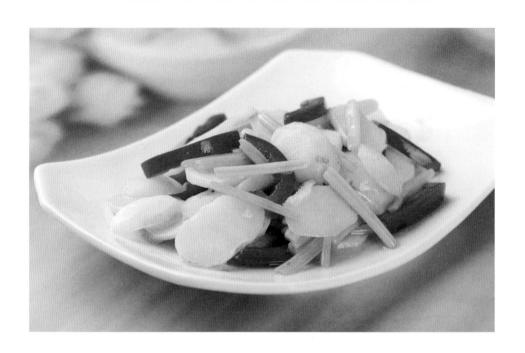

原料

马蹄100克，芹菜80克，彩椒40克

调料

盐2克，鸡粉2克，料酒10毫升，水淀粉5毫升，食用油适量

做法

1. 将芹菜切断，马蹄切片，彩椒切条。
2. 起锅热油，倒入彩椒、芹菜、马蹄炒至匀。
3. 放入适量盐、鸡粉，淋入料酒。
4. 倒入适量水淀粉，翻炒均匀。
5. 关火后将炒好的食材盛出，装入盘中即可。

营养小课堂

本品对动脉硬化、高血压等引起的脑梗死有很好的辅助疗效。

难易度★★☆ 时间50分钟

灵芝莲子清鸡汤

家常的烹调，给家人贴心的照料。

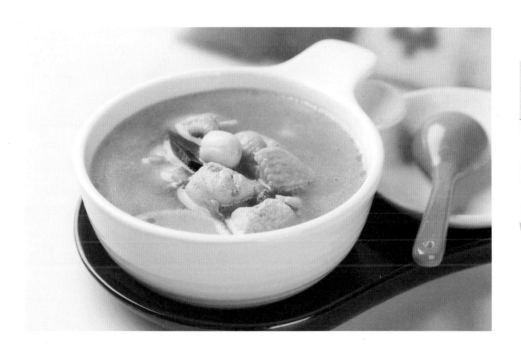

原料

鸡肉块300克，水发莲子35克，灵芝、陈皮各适量

调料

盐2克，料酒适量

做法

1. 砂锅注水烧开，倒入氽水后的鸡肉、莲子、灵芝、陈皮，淋入料酒，拌匀。
2. 大火煮开转小火煮约45分钟至熟。
3. 加盐搅拌入味即可。

营养小课堂

本品具有补益气血、活血通络、养血安神的功效。

尿频

尿频是一种症状,并非疾病。正常成人白天排尿 4~6 次,夜间 0~2 次,若次数明显增多称尿频。多种原因可引起尿频,但无疼痛,又称小便频数。

》引起尿频的原因

1.尿量增加:在生理情况下,如大量饮水、吃西瓜、喝啤酒等,由于进水量增加,尿量就会增多,排尿次数亦增多,便会出现尿频现象。在病理情况下,如部分糖尿病、尿崩症患者饮水多,尿量多,排尿次数也会相应增加。但均无排尿不适感觉。

2.炎症:膀胱内有炎症时,尿意中枢处于兴奋状态,产生尿频,并且伴有尿量减少。因此,尿频是膀胱炎的一个重要症状,尤其是急性膀胱炎、结核性膀胱炎更为明显。其他疾病如前列腺炎、尿道炎、外阴炎等都可能出现尿频。在炎症刺激下,往往会出现尿频、尿急、尿痛的症状,被称为尿路刺激征,俗称"三尿症"。

3.非炎症:如尿路结石、异物,通常以尿频为主要表现。

4.膀胱容量减少:如膀胱占位性发生病变、妊娠期增大的子宫压迫、结核性膀胱挛缩或较大的膀胱结石等。

5.神经性尿频:尿频仅见于白昼,或夜间入睡前,常属精神紧张或见于癔病患者。

6.泌尿系统邻近器官的疾病,如急性阑尾炎、盆腔感染、精囊炎、盆腔肿瘤等。

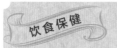
饮食保健

◎ 宜食用补益肾气的药材和食材,如覆盆子、益智仁、芡实、陈皮、牛肉等。

◎ 阳气虚衰、小便清长者宜多吃温补肾阳的食物,如生姜、猪肚等。

◎ 少食寒凉生冷食物,以及咖啡、碳酸饮料等。

◎ 少吃有利尿作用的食物,如绿豆、西瓜、赤小豆、薏米等。

难易度★★★ 时间90分钟

白果覆盆子猪肚汤

食材的处理有点繁琐，但花点心思能给生活多一份健康。

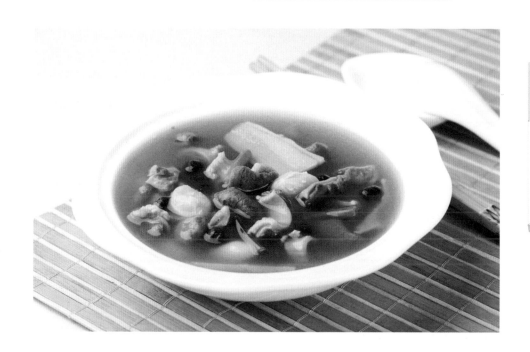

原料

白果90克，覆盆子20克，猪肚400克，

调料

盐、鸡粉各2克，料酒10毫升，胡椒粉适量，姜片、葱段各少许

做法

1. 处理好的猪肚切成条块。
2. 砂锅中注适量清水烧开，放入猪肚，搅匀，淋入适量料酒，搅拌片刻。
3. 将汆煮好的猪肚捞出，沥干水，备用。
4. 砂锅中注入适量清水烧热，放入洗净的白果、覆盆子，撒入姜片。
5. 倒入汆过水的猪肚，淋入少许料酒，搅匀。
6. 烧开后用小火再炖1小时，至食材熟透。揭开盖，放入少许盐、鸡粉、胡椒粉。
7. 搅拌均匀，再煮片刻。将猪肚盛出，装入碗中，撒上葱段即可。

营养小课堂

白果含有粗纤维、蔗糖、还原糖、钙、磷、铁、胡萝卜素、核黄素等营养成分，具有敛肺气、定喘嗽、止带浊等功效。

Chapter **4**

不同疾病营养处方

前列腺炎

前列腺是男性特有的器官，是与生殖及内分泌功能有关的一个腺体。前列腺炎是成年男性的常见病之一，它虽不是一种直接威胁生命的疾病，但是严重影响了患者的生活质量。前列腺炎的主要症状为会阴或耻骨上区域有重压感，若有小脓肿形成，则可出现疼痛加剧而不能排尿；尿道症状为排尿时有灼烧感、尿急，可伴有排尿终末血尿或尿道有脓性分泌物。除上述症状外，还可出现恶寒、发热、乏力等。

前列腺炎分为四型：急性细菌性前列腺炎、慢性细菌性前列腺炎、慢性前列腺炎、无症状前列腺炎。急性细菌性前列腺炎发病率很低，是一种较为严重的感染，主要是身体其他部位感染使细菌经由血液传播而引起前列腺炎。急性细菌性前列腺炎患者一般会出现发热、寒战、乏力、会阴部疼痛、尿急、排尿痛、尿频等症状。慢性细菌性前列腺炎大部分都是由急性细菌性前列腺炎转变而来，少部分慢性细菌性前列腺炎患者无任何不适，但是尿液和前列腺液中有细菌生长。慢性前列腺炎患者一般会出现乏力、睡眠不佳、会阴不适、排尿疼痛、排尿困难等症状。无症状前列腺炎因无临床症状，所以缺乏相关研究资料，但不少研究者认为，其病因与发病机制可能与慢性前列腺炎相似。

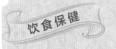

饮食保健

◎ 前列腺炎患者宜选用具有增加锌含量功能的中药材和食材，如桑葚、枸杞、熟地、杜仲、人参、牡蛎、腰果、冬瓜皮、苹果、鱼类、贝类、莴笋、西红柿等。

◎ 宜选用具有消炎杀菌功能的中药材和食材，如白茅根、冬瓜皮、南瓜子、洋葱、葱、蒜、花菜等。

◎ 宜食水果、蔬菜、粗粮及大豆制品，如西瓜、柚子、糙米等。

◎ 宜食具有利尿通便作用的食物，如蜂蜜、绿豆、赤小豆等。

◎ 忌食辣椒、生姜、狗肉、羊肉、榴梿等辛辣刺激性食物。

◎ 忌烟、酒。

难易度★ 时间10分钟

凉拌圣女果

酸酸甜甜的菜肴，给生活来点小清新。

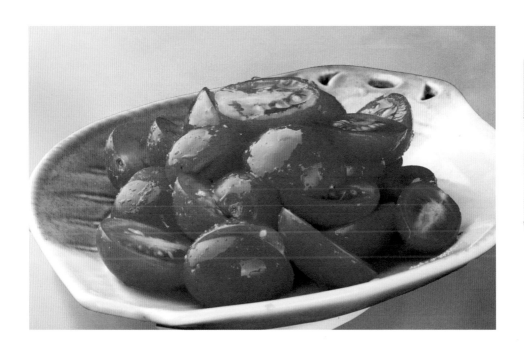

原料

圣女果500克

调料

白糖25克

做法

1. 圣女果洗净装入盘中。
2. 洗净的圣女果对半切开。
3. 取一个干净的碗，把圣女果倒入碗中。
4. 加入白糖，用勺子把白糖和圣女果拌匀。
5. 将白糖搅拌至溶化，把圣女果盛出装盘即可。

营养小课堂

本品可清热泻火、利尿通
淋、解毒排脓。

前列腺增生

男性的前列腺是男性生殖器中非常重要的脏器，它位于生殖器的中央位置。所以一旦出现前列腺疾病，就会传染很多的器官。发生于前列腺的疾病主要有三种，包括前列腺炎、前列腺增生和前列腺癌。

前列腺增生，又称为前列腺肥大，是上皮和间质细胞增殖和细胞凋亡的平衡遭到破坏所致，因此被统称为良性前列腺增生症。其发病是由于前列腺的逐渐增大对尿道及膀胱出口产生压迫作用，导致泌尿系统感染、膀胱结石和血尿等并发症，对男性的生活质量产生严重影响。其发病年龄大都在 50 岁以上，随着年龄的增长其发病率也会不断地升高。

前列腺增生主要表现为两类症状：一类是膀胱刺激症状，即尿频、夜尿增多及急迫性尿失禁；另一类是因增生前列腺阻塞尿路产生的梗阻性症状，如排尿费力、尿线变细、尿滴沥、血尿等。

引起前列腺增生的原因有很多，包括激素的影响、不良的生活习惯、性生活的影响和其他疾病的影响。激素的影响：前列腺增生与体内雄激素及雌激素的平衡失调关系密切。睾酮是男性主要雄激素，在酶的作用下，变为双轻睾酮，是雄激素刺激前列腺增生的活性激素。不良的生活习惯：现在很多的年轻人生活不规律，酗酒、应酬频繁、嗜食辛辣食物等都会刺激前列腺。性生活的影响：手淫频繁、缺乏体育锻炼致使前列腺局部的血液不循环，很容易使前列腺组织充血而出现增生。其他疾病的影响：很多男性朋友因为前列腺炎症没有彻底治愈，或患有其他疾病如尿道炎、膀胱炎、精囊炎等生殖系统疾病也会导致前列腺组织充血而增生。

前列腺增生的危害

在日常生活中，由于男性对前列腺增生疾病的认识不足，导致前列腺疾病的日益加重，影响着男性朋友的健康生活。

1. 影响生育：前列腺增生会导致前列腺液分泌异常，使得精液中保护和营养精子的物质受到破坏，影响精子的存活及质量，从而导致不育症的发生。

2. 性功能障碍：前列腺增生会导致性神经的兴奋性受损，出现遗精、早泄等症状，较严重的会出现阳痿甚至完全丧失性功能。

3. 损害肾脏：前列腺增生会损伤尿道，压迫尿道导致膀胱阻梗，出现不同程度的排尿困难，引起尿道发炎、肾脏积水及慢性肾功能衰竭等疾病。

4. 诱发癌变：前列腺增生会引起前列腺的免疫力下降，抗菌能力降低，增加病菌的感染机会，长期炎症或增生可诱发前列腺癌。

因此，一旦发现患有前列腺增生的病人，一定要及时到医院接受治疗，以免由于前列腺增生而导致其他病情的发生。前列腺增生的治疗方式主要分为三种：首先是轻度的良性前列腺增生症，需要定期接受检查，一旦病情有所发展，则需积极接受治疗；其次是药物治疗，药物治疗的原理之一是使前列腺体积减小以减轻或消除尿路的堵塞；最后是手术治疗，是否手术取决于前列腺增生对病人生活质量的影响和病人对症状的耐受能力。此外，如果药物治疗效果不佳，患者也可考虑进行手术治疗。

日常生活调整

作息规律，不要熬夜或过度疲劳，适度运动，保持大便畅通。良性前列腺增生患者睡前应少量喝水，避免憋尿。此外，适度泡热水浴能舒缓紧张情绪，平常避免久坐或长时间骑脚踏车，以及进行适度的性生活等，对前列腺的保养都有帮助。

饮食调整

少吃刺激性食物	少饮用含有酒精和咖啡因的饮料，避免食用辛辣刺激性的食物（如沙茶、芥末、辣椒）。
避免高脂肪饮食	高脂肪饮食会刺激荷尔蒙过量分泌，进而增加前列腺病变的概率。因此，需减少饮食中的脂肪比率，尤其是拒绝红肉。
合理食用大豆	研究显示，大豆异黄酮是一种天然的激素调节剂，可通过多种机制使性激素处于平衡，从而抑制良性前列腺增生的发生和发展。
营养食物适量补充	具有保护前列腺及预防前列腺癌的食物有富含茄红素的西红柿、红甜椒、红西瓜、红葡萄柚、红柿、樱桃、木瓜、葡萄等；或者是锌含量高的食物，例如海鲜、全谷类、坚果类、蛋类；又或者是含硒食物，例如肉类、内脏类、海产鱼贝类、全谷类、啤酒酵母、小麦胚芽、香菇、大蒜、芦笋等。

难易度★☆ 时间20分钟

西葫芦炒鸡蛋

清淡的菜色不只健康，还颇有风味。

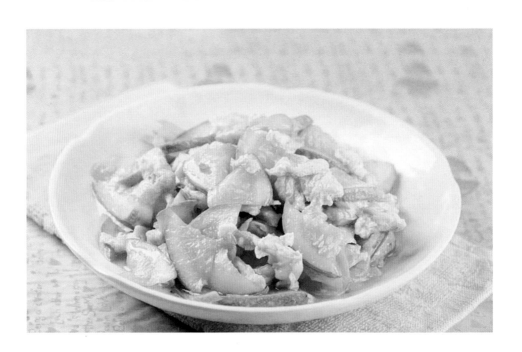

原料

鸡蛋2个，西葫芦120克

调料

盐2克，鸡粉2克，水淀粉3毫升，食用油适量，葱花少许

做法

1. 西葫芦切片余水；鸡蛋加盐、鸡粉，拌匀。
2. 起锅热油，将鸡蛋炒熟，倒入西葫芦。
3. 加入盐、鸡粉、水淀粉炒匀，装盘，撒上葱花即可。

营养小课堂

西葫芦含有一种干扰素，对提高患者的抗病能力有一定帮助。

难易度★★ 60分钟

南瓜绿豆汤

南瓜与绿豆的口感非常搭，汤品散发出淡淡的诱人清香。

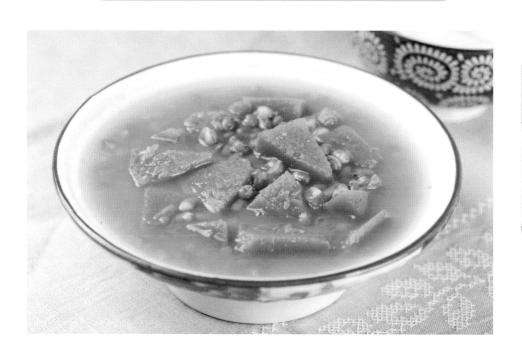

Chapter **4** 不同疾病营养处方

原料

水发绿豆150克，南瓜180克

调料

盐、鸡粉各2克

营养小课堂

本品适合尿路感染、上火等症者食用。

做法

1. 南瓜洗净去皮，切小块。
2. 砂锅中注水烧开，放入洗净的绿豆，加盖煮沸，转小火煮30分钟至绿豆熟软。
3. 放入南瓜，拌匀，再加盖用小火续煮20分钟至食材全部熟透。
4. 揭盖，搅拌片刻，放入盐和鸡粉调味。
5. 关火后，盛出煮好的绿豆汤即可。

阴道炎

阴道炎属妇科疾病，是阴道黏膜及黏膜下结缔组织的炎症。健康的妇女，阴道对病原体的侵入有自然防御功能，当阴道的自然防御功能遭到破坏，病原体就比较容易侵入，导致阴道炎症。幼女和绝经后的妇女由于雌激素缺乏，阴道上皮变薄，细胞内糖原含量减少，阴道 pH 值高达 7 左右，故阴道抵抗力低下，比青春期及育龄妇女易受感染。

常见的阴道炎有细菌性阴道炎、滴虫性阴道炎、念珠菌性阴道炎、老年性阴道炎。

细菌性阴道炎表现为白带增多，灰白色，稀薄，呈泡沫状。阴道黏膜充血，散见出血点，外阴瘙痒并有灼痛感。如果不及时治疗，会诱发生殖器感染、盆腔炎、肾周炎、性交痛等疾病。怎样治疗细菌性阴道炎？其关键在于根治。细菌性阴道炎经常反复发作，主要原因在于有些患者不遵守用药规则，症状稍有好转就擅自停药，导致病情反复发作，久治不愈。其次，要合并症治疗，有其他病原体检出者，需针对其他病原体用药，但避免滥用抗生素。

滴虫性阴道炎是夏季高发病，是由毛滴虫引起，是一种通过性交传播的寄生虫疾病，具有传染性。主要表现为白带增多，呈乳白色或黄色，有时为脓性白带，常呈泡沫状，有臭味，严重者会出现血性白带、尿痛、尿频、血尿等症，可并发滴虫性尿道炎、膀胱炎、肾盂肾炎。由于滴虫能吞噬精子，可引起不孕症，影响性生活。

引起滴虫性阴道炎的因素包括：

◎ 不良生活习惯：习惯久坐的女性会阴部透气不良，血液循环受阻导致感染；长期使用护垫使会阴部透气不良导致感染。

◎ 不良着装习惯：夏季穿紧身内裤、不透气的牛仔裤导致外阴阴道局部温度增高和潮湿，引起外阴阴道损伤，从而引起滴虫性阴道炎。

念珠菌性阴道炎又称霉菌性阴道炎，患者白带多，外阴及阴道灼热瘙痒，也伴有尿频、尿急、尿痛等症。体征典型的白带呈凝乳状，也有呈片块状，阴道及阴道前庭黏膜高度水肿，覆有白色凝乳状薄膜，呈点状或片状分布，易剥离，或形成溃疡，或留下瘀斑，严重者小阴唇肿胀粘连。念珠菌性阴道炎主要由白色念珠菌感染所致。该菌平时生活在阴道内，当局部环境条件改变时，即迅速繁殖引起炎症，多见于孕妇、幼女、糖尿病患者及接受大量雌激素治疗者。当妇女与念珠菌培养阳性的男性性接触时，其被感染的概率为 80%，即念珠菌性阴道炎可以通过性行为传播，所以患有念珠菌性阴道炎的女性在接受治疗时，其配偶也要治疗。

老年性阴道炎症状有白带增多，色黄，呈水状，严重时呈脓性，有臭味，外阴有瘙痒或灼热感，下腹部坠胀，尿频，尿急等。治疗老年性阴道炎时可局部或全身使用激素，激素治疗可帮助重建阴道内环境，增加细胞内糖原，建立阴道正常菌群，恢复正常 pH 值，抵抗致病菌感染，改善阴道和泌尿系统症状。

饮食保健

◎ 阴道炎患者宜选用具有抗黏膜病变作用的中药材和食材，如上海青、桑葚、人参、芥菜、菠菜、鸡蛋、牛奶、青蒜等。

◎ 宜选用具有抗阴道滴虫作用的中药材和食材，如白花蛇舌草、白鲜皮、地肤子、黄檗、苦参、薄荷、洋葱、葱等。

◎ 饮食宜清淡，以免酿生湿热或耗伤阴血，宜食薏米粥、绿豆汤、荞麦粥、燕麦粥、牛奶、鸡蛋、大豆及豆制品等。

◎ 慎食生冷、辛辣、温热、刺激性食物，如螃蟹、辣椒、羊肉、狗肉等。

◎ 避免摄取富含单糖和酵母的食物，如蔗糖、乳酪、花生、红薯等。

生活保健

患者应注意保持外阴清洁、干燥，瘙痒时切勿挠抓摩擦，或用热水烫洗。勤换内裤，注意外阴清洁，内裤、毛巾用后应煮沸消毒，用弱酸性配方的女性护理液每天冲洗外阴一次。急性感染期间要绝对禁止性生活，症状好转后，性生活要戴避孕套，防止交叉感染。

难易度★★ 时间190分钟

土茯苓绿豆老鸭汤

用心熬制的老火靓汤，给身体更好的呵护。

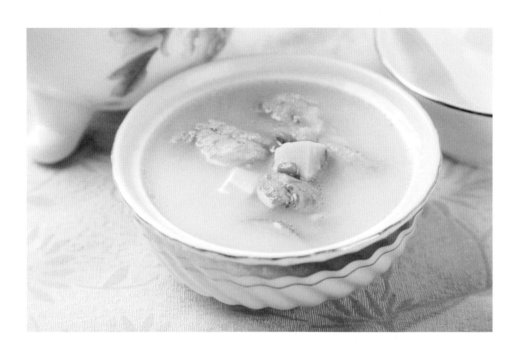

原料

土茯苓50克，绿豆200克，老鸭500克

调料

陈皮3克，盐少许

做法

1. 先将老鸭洗净，斩件，备用。
2. 土茯苓、绿豆和陈皮用清水浸透，洗净。
3. 瓦煲内加入适量清水，先用大火烧开，然后放入土茯苓、绿豆、陈皮和老鸭，拌匀。
4. 待水烧开，改用小火继续煲3小时左右，盛出前用少许盐调味即可。

营养小课堂

本品具有清热解毒、利尿通淋的功效，非常适合阴道炎患者食用。

难易度★☆ 时间20分钟

金银花连翘茶

一边喝茶一边享受健康生活。

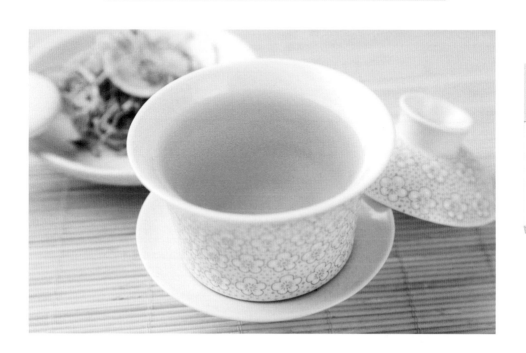

原料

金银花6克，甘草、连翘各少许

做法

1. 砂锅中注入适量清水烧热，倒入备好的金银花、甘草、连翘。
2. 盖上盖，烧开后用小火煮约15分钟至其析出有效成分。
3. 揭盖，搅拌均匀。
4. 关火后盛出药茶，滤入茶杯中即可。

营养小课堂

金银花、连翘具有清热解毒、消炎止痛的功效。

Chapter **4** 不同疾病营养处方

163

慢性肾炎

慢性肾小球肾炎简称慢性肾炎，是一种与感染有关的免疫反应性疾病。绝大部分的慢性肾炎系其他原发性肾小球疾病直接迁延发展的结果，不是独立性的疾病。主要以蛋白尿、血尿、高血压、水肿为基本临床表现，病情迁延，病情缓慢进展，最终发展成为慢性肾衰竭。慢性肾炎患者可出现以下症状：①水肿，轻者仅早晨起床后发现眼眶周围、面部肿胀，或午后双下肢踝部出现水肿；严重者可出现全身水肿。②高血压。③尿异常改变，这几乎是慢性肾炎患者必有的表现。

发病病因

1. 细菌、病毒感染：这是最常见的慢性肾炎的病因，特别是上呼吸道感染、无症状性菌尿、流感、咽喉炎等都可以使慢性肾炎症状加重。

2. 疲劳过度：包括过度劳累、开夜车等均可使慢性肾炎症状加重。

3. 滥用药物：盲目使用肾毒素药物也是常见的慢性肾炎的发病原因。

早期诊断

1. 血尿

慢性肾炎最早期的改变是尿液，血尿是大部分慢性肾炎患者早期症状。血尿有肉眼血尿和镜下血尿之分，肉眼血尿即肉眼可见的血尿，混浊且呈红色，尿液中可能夹杂有血丝或血块；镜下血尿则是在显微镜的观察下才可发现，每高倍视野下红细胞数大于 1 个。当出现不明原因的血尿时，应及时到医院就诊。

2. 眼睑浮肿

眼睑浮肿的特点是早晨起床时明显，活动后减退。

3. 尿液中泡沫增多

尿液中泡沫增多，以较小的泡沫为主。尿液中有泡泡，通常是因为尿液里的有机溶质，最主要成分为尿素，改变了尿液的表面张力活性的现象。但尿液中泡泡增多也不等于慢性肾炎，这种情形最明显也最常出现在早晨第一泡尿，因为经过一整晚睡眠没有喝水，尿液浓缩导致尿液浓度增加。所以，出现小便混浊现象，建议做一次尿液常规检查即可分辨，以免徒增不必要的烦恼。

与尿毒症的联系

对于肾脏的病症来说，慢性肾炎是一种多发的疾病，而尿毒症也是由于肾病引起的，那么二者之间有没有必然的联系？统计表明，在导致尿毒症的疾病中，慢性肾炎排在首位，足见慢性肾炎与尿毒症的关系密切，但不是所有的慢性肾炎都会转变为尿毒症。从慢性肾炎到尿毒症的转变，需要一个过程，这个过程的长短取决于多种因素。

1. 病理类型

常见的病理类型中，轻度系膜增生性肾炎比较容易缓解并得到有效治疗；膜性肾病病情虽不容易治愈，但是病情相对稳定，一般在 5 年之内不会出现尿毒症，有的也可能保持 20 年左右；重度系膜增生性肾炎较轻度系膜增生性肾炎更容易发展成为尿毒症。

2. 临床表现

若患者仅有蛋白尿，或蛋白尿伴血尿，或仅有血尿症状，不容易发展成尿毒症；若患者合并高血压，则更容易发生尿毒症，这时患者应控制好血压，使血压降至正常值会使预后效果好一点儿。

3. 治疗因素

一般的慢性肾炎都能缓解，可以有效延缓尿毒症的发生。如果治疗错误，或治疗不及时，会加速肾功能的损害，导致尿毒症的发生。针对慢性肾炎的治疗，中西医结合治疗具有独特的优势，对防治尿毒症具有积极的意义，所以，慢性肾炎的治疗建议采用中西医结合的治疗方案。

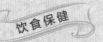

饮食保健

◎ 慢性肾炎患者宜选用具有消除肾炎水肿功能的中药材和食材，如赤小豆、海金沙、茯苓、猪苓、泽泻、石韦、西瓜翠衣、黄花菜、竹笋、冬瓜皮、冬瓜、玉米须、车前子、黄瓜、玉米、薏米、紫菜、海带、海藻等。

◎ 宜选用可增强排钠能力的食材，如冬菇、蘑菇、白菜、黄蘑等。

◎ 慎食辛辣、油腻、难以消化的食物，如动物内脏、肥肉、酒、浓茶、咖啡、咖喱、芥末、辣椒等。

◎ 慎食含挥发油多的蔬菜，否则会影响肾功能，如韭菜、茴香、芹菜、蒿子秆、菠菜、白萝卜、竹笋、苋菜等。

难易度★★☆ 时间40分钟

泽泻香菇木耳汤

家常食材搭配养生中药材熬制的汤品，营养好滋味。

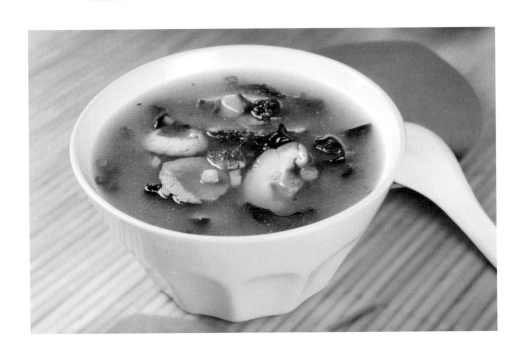

原料

水发木耳90克，水发香菇75克，泽泻少许

调料

料酒4毫升，盐、鸡粉各2克，食用油适量，姜片、葱花各少许

做法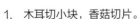

1. 木耳切小块，香菇切片。
2. 砂锅中注水烧开，倒入备好的香菇、木耳、泽泻、姜片、料酒、食用油，搅匀。
3. 烧开后用小火煮约30分钟至食材熟透。
4. 加盐、鸡粉调味，最后撒上葱花即可。

营养小课堂

本品可辅助治疗慢性肾炎水肿、小便不利等疾病。

166

难易度★☆ 时间25分钟

玉米须山楂茶

老中医的药方，有相当不错的保健作用。

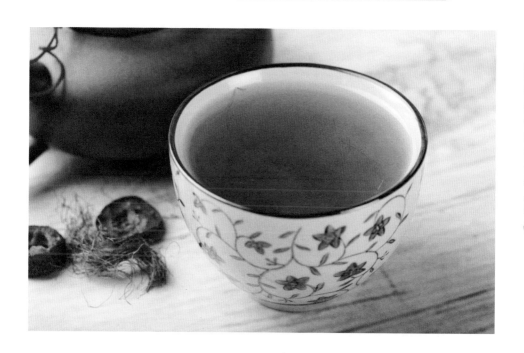

原料
干山楂10克，玉米须3克
调料
蜂蜜少许

做法

1. 砂锅中注入适量清水烧开。
2. 放入洗净的玉米须、干山楂，搅拌一会儿。
3. 盖上盖，煮沸后用小火煮约15分钟，至其析出有效成分。
4. 搅拌一小会儿，关火后盛出煮好的药茶。
5. 加入少许蜂蜜搅匀，趁热饮用。

营养小课堂

本品健脾固肾、利水消肿，对慢性肾炎所致的水肿有很好的疗效。

尿路结石

尿路结石又称尿石症，是泌尿系统各部位结石病的总称，是泌尿系统的常见病。根据结石所在部位的不同，常分为肾结石、输尿管结石、膀胱结石。其典型临床表现有腰腹绞痛、血尿，或伴有尿频、尿急、尿痛等膀胱刺激症状，有些可见尿液中有泥沙样结石等泌尿梗阻和感染症状。

夏季是尿路结石的高发季节，由于天气炎热，体表排汗量增加，尿量相对减少，尿液中所含的草酸钙等人体代谢产物浓度增高，容易结晶形成结石。除此之外，喜欢喝酒、吃海鲜的人也容易患尿路结石，因为啤酒、海鲜中含的嘌呤较高，可分解为尿酸，导致尿路结石的发生。

尿路结石大多会伴有腰腹部疼痛、尿液变红的症状，但只要及时治疗就能获得缓解和治愈。有些病人在疼痛缓解后无明显不适就拒绝接受进一步的治疗，这样的做法是不对的，结石存在本身就是一个很大的风险，可能会出现结石复发、继续增大、持续梗阻造成肾积水及肾功能受损等症状。

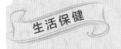

饮食保健

◎ 尿石症患者宜选用具有利尿排石作用的中药材和食材，如金钱草、车前草、夏枯草、白茅根、紫菜、木瓜等。

◎ 宜选用具有平衡酸碱度功能的食材，如竹笋、土豆、白菜、卷心菜、海带、葡萄、草莓、栗子等。

◎ 多喝水，保证一天的饮水量在 2 升左右。

◎ 忌食富含草酸盐的食物，如青椒、香菜、菠菜、葡萄、草莓、巧克力等。

◎ 慎食嘌呤含量高的食物，如鸭肝、鳗鱼、草鱼、鲍鱼、虾等。

生活保健

要保持良好的心情，压力过重可能会导致酸性物质的沉积；保持生活规律，切忌熬夜；远离烟、酒等典型的酸性食品；适当地锻炼身体。

车前草猪肚汤

熬制一锅好汤有时也要花上一点儿时间，给点儿耐心吧。

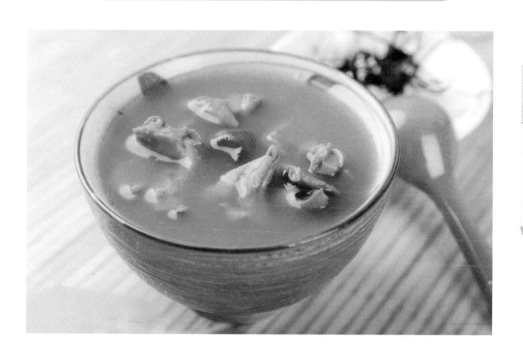

原料

猪肚200克，车前草100克，水发薏米、水发赤小豆各35克，蜜枣少许

调料

盐、鸡粉各2克，料酒适量，姜片、胡椒粉各少许

做法

1. 锅中注水烧开，放入洗净的猪肚余煮，捞出。
2. 猪肚放凉后，切除油脂，改切成丝。
3. 砂锅中注水烧热，放入车前草、蜜枣、薏米、赤小豆、姜片和料酒，加盖用小火煮2小时。
4. 加入盐、鸡粉、胡椒粉调味，拣出车前草。

营养小课堂

本品具有利尿排石、益气补虚的功效，对尿路结石有很好的疗效。

子宫脱垂

子宫脱垂是老年女性常见的妇科疾病之一，是每一位女性都可能遇到的问题，影响着女性的正常生活，危害着女性的身体健康。子宫脱垂是指子宫从正常位置沿阴道下降，宫颈外口达坐骨棘水平以下，甚至子宫全部脱出于阴道口以外，常合并有阴道前壁和后壁膨出。

子宫脱垂的原因

1. 孕产过早、过早结婚生育或过多产育是造成子宫脱垂的重要原因。

2. 分娩时过早地用力向下屏气，急产、滞产以及阴道助产手术等，使支持子宫的各种韧带和组织过度伸展或撕裂损伤，未及时得到修补，使阴道变得松弛。

3. 产后过早参加重体力劳动，尤其是使腹压增加的肩挑、抬担等劳动，可导致子宫部分脱垂，严重者甚至可导致直肠和膀胱同时膨出。

4. 更年期或绝经后，由于卵巢功能逐渐衰退，雌激素水平下降，生殖道的支撑减弱，也会出现子宫脱垂。

5. 先天性盆骨组织发育不全、身体虚弱也可导致子宫脱垂。

子宫脱垂的症状

子宫脱垂可分为三度：

一度子宫脱垂是指宫颈口位于坐骨棘水平以下。

二度子宫脱垂是指子宫颈已脱出阴道口外，而子宫体或部分子宫体仍在阴道内。二度子宫脱垂又分为轻、重两型：轻二度子宫脱垂主要表现为子宫颈及部分阴道前壁翻脱出阴道口外；重二度子宫脱垂主要表现为宫颈与部分宫体以及阴道前壁大部或全部均翻脱出阴道口外。

三度子宫脱垂是指整个子宫体与宫颈以及全部阴道前壁及部分阴道后壁均翻脱出阴道口外。

治疗

子宫脱垂会导致女性的不孕、痛经和月经过多，因此，对于已发生子宫脱垂的病人要及早治疗，可采用中西医结合，及治疗、营养、休息相结合的综合措施。治疗方法上可分为：使用子宫托，内服中药，针灸、熏洗等非手术疗法及手术修补。但手术会对阴道的分娩有一定的影响，所以仅适用于严重病例及不再生育的妇女。

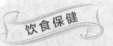

饮食保健

◎ 宜多食高蛋白食物，如瘦肉类、鸡、蛋类、鱼类、豆制品等。蛋白质是机体组织修复不可缺少的营养素，能增加肌肉的弹性。

◎ 多食补气、补肾的食物，如大枣、莲子、乌鸡、牛肉、猪肚等。

◎ 忌食会引起下坠的寒性水产品。蚌肉、田螺、田鸡等水产品性寒，食用后会伤脾胃，或造成子宫虚冷下滑。

◎ 忌食燥热性食物，如羊肉、狗肉、红参等；忌辛辣刺激食物，如辣椒、葱、蒜、韭菜、花椒、酒等。这些食物会使脱出的子宫充血、红肿，引起局部炎症或糜烂。

Chapter **4**

不同疾病营养处方

生活保健

　　注意劳逸结合，增强体育锻炼，提高身体素质，以加强盆底组织的支托作用。避免重体力劳动，避免长期站立或下蹲、屏气等增加腹压的动作。保持大小便通畅。

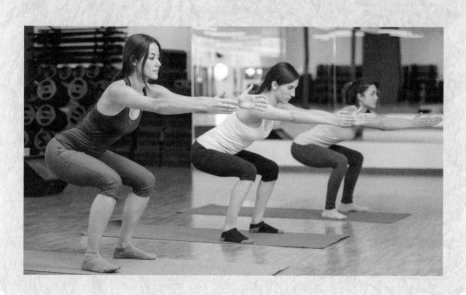

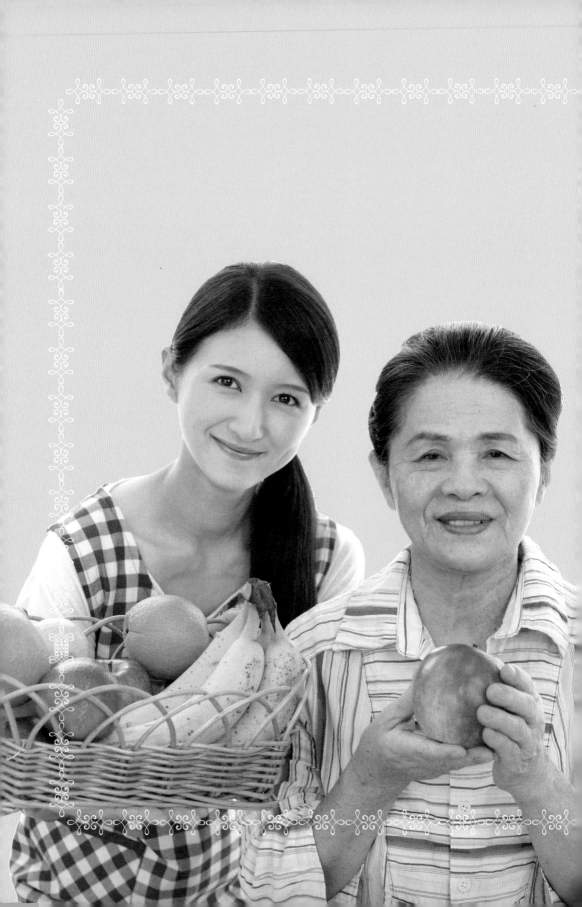

Chapter

5

不同人群的营养指南

日常饮食中我们需要的营养素种类大体是一致的，但是不同的成长阶段饮食的侧重点是存在差异的，只有合理安排饮食，遵循科学搭配，才能给生活多一份健康保障。

01 / 婴幼儿营养，不容小觑

婴幼儿期是小儿生长发育的关键时期，也是小儿发育的旺盛时期，尤以出生后前6个月最为迅速，身体各器官继续发育趋于完善。

在出生后的第3个月，婴儿脑细胞数量的增加出现第二个高峰，以后增加逐渐趋于缓慢，一直持续到1岁半以后几乎停止增加。

脑细胞的数目直接影响着儿童智力的高低，因此，婴幼儿时期的营养很关键，如果各种营养素的摄入量不够充分，就会严重影响婴幼儿的大脑发育，损伤儿童的智力。

除此之外，婴幼儿的牙齿处于生长状态，其咀嚼能力尚未发育完善，很容易造成小儿消化不良、腹泻、呕吐及某些营养缺乏病，例如缺铁性贫血、佝偻病、维生素A缺乏等。因此，要增加婴幼儿的营养素摄入量，以免造成难以弥补的不良后果。

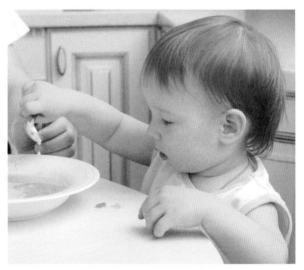

婴幼儿所需的营养主要是热量，所需要的营养素主要包括蛋白质、脂肪、糖类、无机盐、微量元素、维生素和水。

蛋白质是免疫抗体、激素、消化酶等物质不可缺少的成分，主要用于婴幼儿维持各种组织新陈代谢、生长及成熟。脂肪是细胞膜和细胞核的组成所必需的物质，也是身体热量的主要来源。长期缺乏脂肪的小儿，会导致体重减轻、皮肤干燥且易发生脱屑、脂溶性维生素缺乏症。

婴幼儿的热量需求

处于婴儿期的宝宝以乳汁和流质食物为主食；随着年龄增长、咀嚼食物的能力增强，可以添加肉末、碎面包、碎菜叶等；到了幼儿期，消化能力进一步增强，此时可以慢慢进行荤素搭配、粗细搭配。如菠菜、西蓝花等深色绿叶蔬菜，肉类、南瓜、牛油果、柑橘等均是促进宝宝大脑发育和强健体魄的重要食物。

一般来说，年龄越小，其代谢越旺盛，为了适应婴幼儿高代谢的特点，必须给婴幼儿摄入大量能量。

热量的外部来源由营养素供给，1 克的蛋白质能提供 4 千卡的热能，1 克的糖能提供 4 千卡的热能，1 克的脂肪能提供 9 千卡的热能。

婴幼儿所需要的热量主要用于：

①基础代谢，是指在清醒状态下维持人体功能所需要的最低的能量，婴幼儿时期所需要的占总能量的 50%~60%；

②食物的特殊动力作用，是指消化和吸收食物所需要的热量；

③运动所需：是指肌肉活动所需要的热量；

④生长发育所需：生长发育所需的热量与生长发育速度成正比，生长发育速度越快，所需要的热量就越多；

⑤排泄的消耗：是指每日摄取的食物不能全部吸收，有一部分食物未经消化利用便排出体外。摄取混合食物的正常婴幼儿，约有 10% 的食物丢失在排泄物中。

02 合理选择孩子的零食

　　小孩天性好动，体内的能量容易被消耗，而且处于生长发育的重要时期，充足的营养对其影响不言而喻。部分家长认为，给孩子吃零食是不好的，是孩子身体肥胖、导致龋齿的罪魁祸首；也有部分家长认为，现代家庭生活条件优越了，可以给孩子买一些他自己喜欢的零食，而且在零食的数量和类型上并没有设任何限制。其实，这些做法或想法都有不合理之处。

　　健康的零食是正餐外的良好饮食辅助，有利于调节情绪、舒缓压力，它既是一种生活享受，又能给身体提供一定的能量和营养素，对孩子的健康成长也是很重要的。水果、酸奶、坚果类均是适合孩子的健康零食，营养价值较高。水煮蛋、蔬菜、全麦饼干、牛奶、奶制品和软面食也是不错的选择。

孩子的健康零食

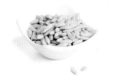
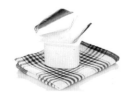

　　水果含有丰富的维生素和矿物质，孩子吃了能促进食欲，帮助消化。但食用量不宜过多，尤其是一些寒凉和容易上火的水果。鲜榨果汁营养也很丰富，父母可花点心思给宝贝制作。

　　饮用酸奶能给孩子提供能量和钙质，酸奶中的乳酸菌还可以调节身体胃肠道正常菌群，具有促进消化的作用；酸奶中的半乳糖是构成脑、神经系统中脑苷脂类的成分，常饮酸奶可促进大脑发育。

　　关于小孩食用坚果带来生命危险的新闻并不少见，但我们并不能忽视坚果类食物能带给孩子充足的维生素和矿物质，从而帮助补脑健脑。

03 少年儿童的营养状况

在不少人的观念中，现在的孩子生活环境舒适，生活条件与以前相比有了很大的改善。但当代少年儿童的营养状况其实并没有想象中理想，情况也不是特别乐观。

关注少年儿童的营养状况

数据显示，我国学生体质健康状况自 20 世纪 80 年代以来一直呈下降的趋势，特别是低龄学生，其中营养不良和肥胖超重的比例明显增加。

据营养学会的调查分析显示，我国儿童、青少年身体的维生素、矿物质供给存在严重缺乏问题，其中严重缺乏的营养素有维生素 A、维生素 B_2、钙、铁、锌等，且营养缺乏和营养过剩的情况并存。

儿童、青少年时期是人生的重要阶段，此时大脑和身体发育快速。让孩子拥有健康的体魄与聪明的大脑是父母的希望，父母在孩子饮食习惯的培养上切勿掉以轻心，良好的习惯能让孩子轻松拥有良好的体质。

如何提高少年儿童的健康营养水平

孩子的体质状况不仅与遗传因素有关，如果家长和老师能给他们营造良好的睡眠环境，督促加强体育锻炼，以及提供营养充足的饮食，对孩子们的健康成长也是非常有帮助的。

1. 正确的引导十分有必要

就像前面提到的零食问题，市面上有不少颜色艳丽且口感丰富的零食，如罐头食品、膨化食品、蛋糕、冰激凌、炸鸡、薯片、可乐、糖果等，但其中也不乏有害物质，长期食用会对孩子的健康造成威胁。孩子的年龄小，在食物的挑选方面会比较片面，色泽与口味是他们考量的重要因素，而营养价值方面就会被忽略，此时家长应多加注意，给予正确的指导。

2. 家长的用心烹调是孩子健康的重要保障

为提高儿童、青少年的智力水平，他们需要适量食用虾、牛奶、鸡蛋、瘦肉、核桃、芝麻以及绿叶蔬菜等益智食品，以补充对智力而言最重要的营养素锌、铁、维生素 A 等。

04 青少年的营养搭配原则

有人将青少年时期比作人生的"黄金时期"，是长身体的关键时期。此时，青少年应掌握健康、营养的饮食搭配原则，并自觉培养定时定量进餐、不挑食、不偏食、少吃零食等饮食习惯。

保证饮食多样化

青少年处于身体发育时期，还要兼顾学业，日常活动量也大，因此，在营养方面的需求量也特别大。要拥有强健的体魄就要保证有主食、副食，有荤、有素，食物种类齐全。

合理安排一日三餐

早餐要选择热能高的食物，以保证上午的活动能顺利开展。注意不能让懒床、瘦身等成为不吃早餐的理由。营养早餐可以包括牛奶或果汁，还有煎蛋、面包或肉类食品等，健康搭配能给新的一天带来满满活力。

午餐食品要有丰富的蛋白质和脂肪。以补充上午的能量消耗，又为下午的需求储备充足的能量。

晚餐适宜以五谷类的食品和清淡的蔬菜为主，不宜进食过多的蛋白质和脂肪，以免引起消化不良和影响睡眠。

需多加注意的方面

青少年骨骼发育需要大量的钙，应多吃虾皮、排骨、骨头汤等，通过饮食来保障钙质摄入的充足。蔬菜水果能保证各种维生素、矿物质及膳食纤维的供给，这在青少年的饮食中也不能忽视。

05 青少年不宜常喝碳酸饮料

青少年正处于生长发育的重要时期，众多的饮食习惯也在这个时候形成，例如饮用碳酸饮料。生活中少量饮用碳酸饮料是没有问题的，然而，长期不正当饮用将会对身体造成巨大的损害。

腐蚀牙齿

大量饮用容易腐蚀牙齿。碳酸饮料中的磷酸、碳酸会与牙釉质产生反应，导致牙釉质脱钙，牙齿矿物质被溶解，牙面变薄，表面变脆弱、碎落，继而出现牙体缺损，牙龈暴露。一旦遇冷、热、酸、甜等刺激时，牙齿会产生严重的酸痛感。如果再加上不正确刷牙、磨牙等陋习，会导致牙齿损坏。

影响钙的吸收

大量磷酸的摄入就会影响钙的吸收，引起钙、磷比例失调。一旦钙缺失，对于处在生长过程中的青少年身体发育损害非常大，缺钙无疑意味着骨骼发育缓慢、骨质疏松。

诱发疾病

碳酸饮料中还含有大量的色素、添加剂、防腐剂等物质，过多摄入不利于健康。碳酸饮料的成分除了水之外，主要是糖和二氧化碳。长期不合理的糖分摄入易造成肥胖；二氧化碳则很容易引起腹胀，影响食欲，甚至会造成肠胃功能紊乱，引发胃肠疾病，其中就包括因胃扩张导致的与食道有关的食物反流，长期的胃肠道炎症会增加罹患食道癌的风险。

06 男人不同时期的营养需求

相比女性衰老迹象明显的情况，男性仿佛受到了上天的眷顾，岁月的时钟好像走得慢一些。

20~30岁

此时为身体发育的黄金阶段，骨骼已完全形成并且越来越强壮。由于运动量增大、较重的脑力劳动使得体内的能源物质消耗较大。为打造强健体魄，饮食摄入要注重"量"也要重视"质"，即兼顾吃够与吃好。宜进食适量谷类、蛋白质丰富的食品。

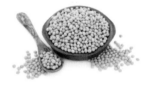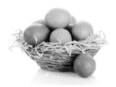

30~40岁

身体骨骼状况基本定型，但由于事业、家庭的重担，在饮食上没有对自己提出严格要求，身体可能处于亚健康状态。合理补充多种矿物质和维生素，能提高机体的抗病能力。特别是富含维生素C的蔬菜水果可以提高免疫力。水分的补充对健美的肌肉塑造也有帮助。镁有助于调节人的心脏运动，降低血压。锌缺乏会引起精子数目减少、精子畸形增加以及性功能减退。

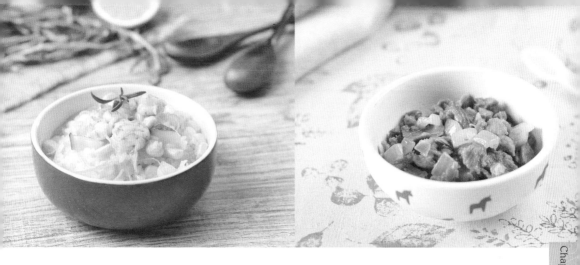

40~50岁

饮食要低盐、清淡，少吃含糖高的食物，注重调理脾胃，保持身体气血充足。尽量戒烟限酒，不应暴饮暴食。结肠癌是男性易患的癌症之一，高纤维素含量的饮食可以减少结肠癌发病率。注意补充钙质，防止骨质疏松。记忆力逐渐衰退，补充维生素 E 能保持大脑良好运作，并且预防心血管病。抗氧化食物可对抗自由基，清除体内毒素。

50岁后

关注神经系统和心血管疾病，例如高血压、糖尿病、冠心病等，尽量避免多糖、多盐、多油食品。处于更年期的男性可能会出现烦躁易怒、失眠等症状，适量的运动能调节情绪。如性机能衰退、性欲减弱，多吃一些能改善、增强性腺功能的食物。饮食以养生保健为主，从而帮助延缓细胞的衰老。

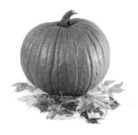

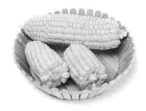

07 女人不同时期的营养需求

女性要经历多个特殊时期，比如青春期、怀孕期、更年期等，每个时期的饮食重点不同，需用心呵护，才能让美丽与健康延续。

20~30岁

学业和事业，甚至是家庭都需要一个强健的体魄去支撑，营养均衡、健康饮食很重要。注重补钙，如果在这个阶段缺钙，就会增加后期患骨质疏松症的概率。对于想要宝宝的女性朋友，叶酸的补充尤为重要，因为它会影响胎儿大脑与神经管的发育，缺乏时会造成神经管畸形，严重者可致脊柱裂或无脑儿等先天畸形。建议不要饮酒、抽烟，否则嘴角与眼周围会出现皱纹，爱美女性一定不允许这件事情发生。

30~40岁

适量补充含铁丰富的食物能有效抵抗疲劳，增加活力。应多吃鱼及瘦肉等动物蛋白质，以补充皮脂的分泌，滋润皮肤。多吃一些富含抗氧化的食品能帮助你有效防御疾病，如心脏病、癌症等。日常饮食宜以清淡为主，控制热量防止体重过高诱发疾病。蔬菜和水果营养丰富，有助于抗衰老。

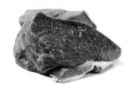

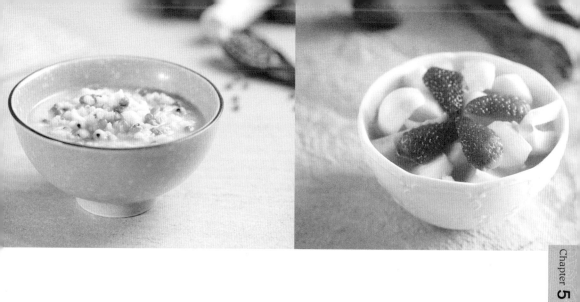

40~50岁

一般情况下，这个年龄阶段容易受高血压、糖尿病等疾病的困扰，饮食中低脂、低糖是预防和治疗这些疾病的最佳方法。应多吃新鲜蔬菜水果，以补充维生素，改善肤质。适当补充 ω-3 脂肪酸能够稀释血液浓度，并降低心脏病发生的概率，对大脑保护也非常重要。

50岁后

咀嚼、消化等功能都在减退，味觉功能也有所减退，注意控制调味料的食用，清淡饮食能保护心血管。适量补充钙元素和维生素 D 有益于骨骼健康。及时补水，避免皮肤干燥以及排泄不畅、便秘等现象。选择富含 B 族维生素的食物，改善更年期头昏、失眠、情绪不稳定等症状。

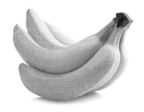 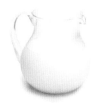

183

08 营养均衡是优生关键

营养均衡不仅有利于个体的健康，在生育问题上也同样重要。注意均衡饮食，不但能提高精子和卵子质量，增加受孕率，还能保证胎儿的健康。

孕前男女双方要做全面的检查，以确保对自己的身体状况有个全面的了解，并且做到在孕前半年开始进行全面的营养食谱调理，孕前营养储备不足，会影响胎儿的整体发育。

准妈妈

有研究显示，全素饮食会影响女性排卵。因此，对于准妈妈来说，全面、均衡的营养补充对自己和胎儿都是十分重要的。胎儿通过胎盘吸收母体养分，应及时补充优质蛋白质、必需脂肪酸以及钙、铁、叶酸、维生素 B_{12}、维生素 A 等多种有益营养素。

准爸爸

为提高精子数量、质量和成活率，孕前 3 个月应该多补充保护生殖能力的纯天然的植物性食物和营养素，比如多吃些含锌、维生素 E（又称生育酚）、优质蛋白质丰富的食物，能促进男性产生健康、有活力的精子。饮酒容易致精子畸形，同时，含有防腐剂及染色剂的食物都要避免。

健康小贴士

准妈妈的心理调整同样重要

准妈妈应明确了解在接下来的日子会因怀孕引起的身体状态的变化，多关注并掌握一些必须注意的常识，用积极的心态面对可能会发生的种种新问题、新变化，快乐地迎接新生命的到来。

09 妊娠期女性的营养需求

自怀孕初期起，女性的身体机能就有了变化，此时不仅孕妇本身需要更多营养，还要将营养供给腹中的胎儿，因此，妊娠期母体的营养状况对胎儿及孕妇本身的健康都是极其重要的。在整个妊娠期，为了增强孕妇的抵抗力，提高防御各种疾病的能力，同时为了胎儿的健康发育，都需要给予充足又合理的营养。

重要营养素补充

1. 叶酸

叶酸是胎儿神经管发育的必需物质，补充叶酸还能降低很多疾病的发生，女性在妊娠期对叶酸的需求量比平时增加了 1 倍，建议准妈妈根据前面章节提到的营养素饮食进行补充，也可以结合个人体质，在医生的指导下补充叶酸制剂。

2. 铁元素

怀孕期间，人体造血量会增加，因此对铁的需求量也提高至原来的 2 倍。维生素 C 能提高人体对铁的吸收量，准妈妈在食用含铁丰富的食物时可搭配该类食物，以促进营养的吸收。

3. 其他重要营养素

怀孕期间不可偏食、挑食，除了容易被忽略的叶酸和铁，蛋白质的补充能避免流产，促进胎儿脑细胞发育；维生素 D、钙对孩子骨骼发展有帮助；膳食纤维缺乏则会使孕妈妈出现便秘症状，易引发妊娠期糖尿病和妊娠期高血压；还有维生素 A、维生素 E、脂肪等。准妈妈要听从医生的建议，根据个人体质健康饮食。

健康小贴士

合理增重更健康

对于正常体重的女性来说，怀孕期间的合理增重为10~12千克；如果属于身材偏瘦的女性，适宜多增加体重。如果体重增加过少或过多都会使胎儿的健康风险上升。换句话说，营养不足及营养过度均不利于母子健康，营养适度对孕妇和胎儿都是最好的。

10 / 妊娠期女性的饮食误区

大补特补合适吗？

随着生活水平的提高，很多孕妇及其家人会认为女性怀孕了就要大补特补，临床上最常见的是孕妇妊娠期因为盲目进补导致肝脏损伤。肝脏是人体内一个很大的解毒器官，吃进去的东西大部分都要经过肝脏分解代谢。欠缺的东西补进去对身体是有好处的，但如果本来就不缺的东西补进去只会加重肝脏负担。妊娠期妇女肝脏负担本已非常繁重，除了负责自己的身体解毒，还要负责胎儿的代谢产物。因此，营养充足即可，不必追求大补特补。

孕期少喝水就不会出现水肿？

到了孕中晚期，不少孕妈妈会遭受下肢水肿的困扰，有些严重的孕妈妈脸部、手部也会出现水肿。为了减轻这种症状，不少孕妇就开始减少喝水量。其实，大部分孕妈妈出现的水肿为生理性水肿，不会对胎儿造成影响。但若是因为水肿就减少饮水量，反而会引起便秘、羊水减少、血液循环不畅、排毒能力差等。

孕妇不能吃水果？

水果含有丰富的维生素和微量元素，准妈妈们除了性味过凉、过热的水果不宜食用，如荔枝、桂圆、菠萝蜜、榴莲等，大部分的水果对准妈妈们都有益，并且对宝宝的生长发育也有辅助作用。均衡的饮食、适量的搭配会让孕妈妈顺利度过孕产期，拥有轻松愉悦的心情。

11 新手妈妈营养不可忽视

不少女性在产后就想马上减掉怀孕期间增加的多余体重，以恢复良好的身材，但如果过度控制饮食会导致营养素的缺乏，这样体重下降太快也不一定是好事，而且有不少新手妈妈还要为孩子提供乳汁。因此，减重要按计划有序进行。

产后女性的营养需求

哺乳期女性需要补充多种重要营养素，包括维生素 A、维生素 D、维生素 B_1、维生素 B_6、叶酸、钙、铁和锌。建议每天通过饮食摄入 500 千卡左右来保证身体能量需求。尽量选择营养丰富的食物。妈妈通过母乳将营养素提供给孩子，要保证妈妈摄入充足的优质蛋白质，如果蛋白质缺乏，会影响乳汁的质与量。奶类及其制品含丰富的钙质，可以预防骨质疏松、婴儿佝偻病。喂奶会使妈妈体内的水分被消耗，及时补充水分很有必要。荤菜、素菜搭配着吃，补充一些粗粮杂粮对改善便秘有好处。

产后食疗的重要作用

1. 防治产后病

食疗可补充妈妈所需的各种营养，提高免疫力，增强抗病能力，预防疾病的发生，比如产后抑郁、产后腰疼等。

2. 促进宝宝的生长发育

妥善的饮食调养有利于宝宝的生长发育。尤其是需要哺乳的新手妈妈，营养状况明显地影响着宝宝的成长。膳食营养品质不佳会使得乳汁成分变差，宝宝的生长需要就得不到满足。

健康小贴士

心理调整也很关键

分娩后许多新手妈妈会担心自己无法将宝宝照顾好，又或者是宝宝太调皮使自己感觉精疲力竭，还会因自己往日的青春美貌无法恢复或家人疼爱宝宝超过疼爱自己等事情感到焦虑。此时，要多与家人沟通交流，及时提出自己的疑惑或难题，美满幸福的家庭需要大家共同打造。

12 / 哺乳期女性饮食禁忌

　　母乳是宝宝健康成长的重要食物，为了保证乳汁的质量与分泌量，哺乳期妈妈的饮食必须多加留心，饮食宜清淡。以下为哺乳期女性的饮食禁忌。

| 酒 | 女性哺乳期饮酒过量，会阻碍正常的乳汁分泌，也会影响子宫收缩，而且酒精还会通过乳汁干扰宝宝的健康成长，因此要少饮或不饮。 |

| 咖啡 | 喝咖啡会使人的中枢神经兴奋，会刺激心脏肌肉收缩，并通过乳汁影响宝宝，哺乳期的女性应暂停饮用。 |

| 刺激性调味料 | 哺乳期的妈妈食用辣椒、茴香、蒜等刺激性调味料后容易上火、生疮，造成排便困难，宝宝通过乳汁摄取后会出现口腔炎等不适，因此新手妈妈要慎食。 |

| 药物 | 尽管哺乳期女性服用一些药物后对宝宝没有太大的影响，但仍建议在自行服药前先咨询相关医生，或者在去医院看病时向医生说明自己正在哺乳的情况，以方便医生开出合适的药物。 |

| 香烟 | 新手妈妈在哺乳期吸烟会使香烟中的尼古丁快速出现在乳汁中并被宝宝吸取。研究表明，尼古丁会损害宝宝的呼吸道，为了宝宝健康，哺乳期的妈妈最好能戒烟，同时避免吸入二手烟。 |

13 减肥女性也要膳食均衡

我国的超重和肥胖人群主要是营养性肥胖（单纯性肥胖），该类肥胖与饮食失衡、缺乏运动有着密切的关系，因此，饮食调节与适量运动即可帮助他们科学地甩掉身上的赘肉。

膳食均衡是减肥的饮食准则

不少减肥中的女性总是盯着身上的赘肉是否有减少，却忽视了减肥的过程中可能导致体内营养素的流失，如果此时不及时补充，会导致免疫力下降，影响机体的健康。有的甚至采取节食的方式。以减少总体摄入、增加机体消耗来减重并不是长期可行的，为防止减肥成功后体重反弹，控制饮食和调整膳食结构同样重要。

重要营养素必不可少

1. 维生素、矿物质

每日健康膳食中要补充多种维生素、矿物质，以保证机体生理的基本需求。缺乏维生素会影响体内脂肪的代谢，否则脂肪的消耗率会明显下降。蔬菜和水果营养丰富，热量低又能增加饱腹感，能帮助减少脂肪的吸收。

2. 糖类

不少减肥人士认为，含糖类的饮料和食物是导致肥胖的主要根源。但糖是维持生命不可或缺的营养物质，是健康膳食的重要组成部分，单纯禁食甜食是不可取的。

3. 脂肪

通过减少油腻、油炸食物的摄入，尽量用植物油代替动物油，并且适当减少主粮和其他产能食物的摄入来控制总热量，当每日热能供给处于不足状态时，机体便会动用贮藏的脂肪来产能，这样就能使体内的脂肪得到消耗，达到减重的目的。

减肥期营养食物推荐

燕麦、赤小豆、木耳、秋葵、玉米、白萝卜、冬瓜、黄瓜、海带、苹果、柠檬等。

总的来说，减重要循序渐进，按计划进行，切忌操之过急。

14 更年期女性宜吃食物

女性一般在 45~55 岁进入更年期，更年期是中年进入老年阶段的过渡期。骨质疏松、失眠、乏力、情绪不稳等是更年期女性的常见症状，情况严重时会给她们的健康及其家庭生活带来困扰。平时可适当增加体育锻炼，并借助食疗的强大功效进行调养，饮食中谨记控制热量、低盐、低脂，适当增加钙与 B 族维生素的摄入量。

全谷类食物

全谷类食物（如燕麦、糙米等）含有丰富的 B 族维生素以及镁、铁、锌等矿物质，可帮更年期女性提高新陈代谢能力，同时也能舒缓焦躁不安的情绪。丰富的大豆异黄酮有助女性补充植物雌激素，让更年期过得更舒适。

水果蔬菜

高膳食纤维的水果蔬菜（如西蓝花、苹果等）能改善肠胃功能。水果富含具有抗氧化作用的维生素 C，可帮助延缓老化速度。蔬菜中的镁有助于稳定神经，增强睡眠品质。

补充钙质的食物

海藻类、奶类、海鲜等可以补钙、补铁以及补充 B 族维生素，帮助更年期女性舒缓压力，让女性拥有好气色。

预防心脑血管疾病的食物

坚果类、大豆及其制品、海鲜等，特别是深海鱼富含 Omega-3 不饱和脂肪酸，可以帮更年期女性降低血液中的甘油三酯，减少心脑血管疾病发生。

15 / 男人的"碱"单食谱

营养学上一直强调要通过平衡膳食来获得均衡的营养，其中膳食的酸碱平衡是膳食平衡的一大重点。我们将日常摄取的食物大致分为酸性食物和碱性食物，当酸性食物和碱性食物合理搭配时就有利于身体健康。

碱性食物是什么

对于酸碱性食物的区分，并不是大家观念中简单的味道区分，不是以味觉来判定是酸味或涩味。这里说的碱性食物是指食物经燃烧后所得灰分的化学成分中主要含有钾、钠、钙、镁等元素，其溶于水后生成碱性溶液，这类食物包括各种蔬菜、水果、豆类、奶类以及硬果中的杏仁、栗子等。

男性应酬较多，"碱"单食谱有助健康

男性生活和工作的压力较大，容易造成神经衰弱，同时应酬的机会也比女性要多，经常大鱼大肉，这些食物都是偏酸性的食物，体内酸性偏高会使血管堵塞，血压升高，容易肥胖，高脂血症、高血压、脂肪肝等毛病也会随之而来。碱性食物中含有大量的维生素、纤维素，适当地吃些碱性食物使身体酸碱平衡，身体也就更健康。

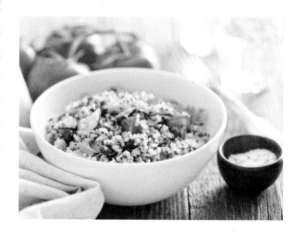

长期、大量、单一地摄入某种或某一类型的食物并不是平衡膳食所提倡的，这样只会加重身体负荷，最终影响酸碱代谢平衡。均衡饮食、加强锻炼和良好的心态能增强免疫系统，提高机体抗病的能力。

16 / 上班族的营养早餐

"早餐吃的像皇帝，午餐吃的像平民，晚餐吃的像乞丐"，这么一句俗语道尽了早餐营养的重要性。上班族要应对一天繁忙的工作，早餐的营养质量为一天的精力奠定了基础。

早餐的营养摄入对健康至关重要

现实生活中有不少上班族忽视早餐的重要性。有的不吃早餐，有的为了节省用餐时间会出现边走边吃的情况，或者是在路边随便购买早餐，这样的行为并不可取。首先，经过一宿的睡眠，身体能量几乎被消耗殆尽，身体机能下降，清晨时食用营养的早餐可提高身体新陈代谢能力，为身体增添动力。其次，边走边吃不利于消化和吸收，对肠胃健康不利。再者，街头食品往往存在卫生隐患，食用后可能会导致腹泻、中毒等。

油条是不少上班族的早餐餐单首选，但该类食物经过高温油炸之后，营养素会被毁坏，还会产生致癌物质。另外，胆固醇含量高、热量高的食物也要避免。

营养搭配，健康满分

种类多样化可提升食欲，丰富的膳食纤维与营养素让健康有保障，干稀搭配（豆浆配蛋饼，面包配酸奶）美味十足。面包、燕麦片等富含淀粉的食物在身体中能转化为葡萄糖，为人体活动提供能量。早餐中不妨搭配上奶类、蛋类或豆类，它们不仅能提供充足的蛋白质，还可延缓胃的排空速度，延长餐后的饱腹感。吃点果蔬可以提供丰富的维生素、矿物质、膳食纤维和天然抗氧化物，可维持肠道正常功能，营养更全面。每天早晨一小把富含矿物质的坚果，有利于心脏健康，能让营养加分。

人经过一夜睡眠，从皮肤、呼吸中消耗了大量的水分，早餐前不妨先喝水，以便调整身体生理性缺水的状态。研究证明，最佳早餐时间是 8 点左右，此时食欲较旺盛，消化系统进入工作状态，食用后吸收效果较佳。

17 / 中老年人的健康早餐法则

饮食隐藏着巨大的养生密码，通过健康饮食能让中老年人远离疾病，变年轻。

不少中老年人有早睡早起的习惯，其中一部分人有晨练的爱好，锻炼前不要忘记吃早餐，忽视早餐的重要性对身体没有益处。

中老年人群健康早餐的黄金法则

摄入抗氧化食品

抗氧化剂能够保护机体不受自由基的影响，而饮食中的蔬菜和水果就是人体的优秀抗氧化剂。此外，丰富的维生素、矿物质和植物纤维是提升免疫力的重要法宝。

有机食品营养佳

一般来说，天然有机食品生长的土壤基本没有被过度耕种，土壤中含有比较丰富的矿物质，而且也没有被化学制品污染过，因此含有更多有价值的营养物质。平常尽量购买天然有机食品，例如有机豆奶、纯天然果酱、全麦面包等。

提高消化吸收率

中老年人的脾胃功能减弱，食用粥类有助于调理脾胃，小米、绿豆、燕麦等都是很好的煮粥食材；口感滑软的面条也非常适合牙齿不灵活的老年人，更易于消化吸收；含有乳酸菌的酸奶是有益于健康的食品，可改善肠道健康，守卫身体的免疫系统。饮食过量会使消化功能下降，所以早餐的分量宜少不宜多，满足身体营养需求即可。

18 / 中老年人的午餐搭配

中年人的工作负担与家庭负担较重，而身体的组织器官功能正逐步减退，生理功能也日渐减退，其体力和精力都不如青年时期。而老年人新陈代谢已经明显衰退，免疫力也随之下降。随着时代的发展，越来越多的"富贵病"给中老年人带来困扰，他们的健康也备受关注，做好日常的饮食工作是养生、强身的重点。

优质蛋白来源

鱼肉可提供大量的优质蛋白，并且消化吸收率极高，同时，鱼肉中的胆固醇含量很低，这样在摄入优质蛋白时也不会带入更多的胆固醇。

保持活力的食物

维生素 C 含量丰富且含高纤维素的蔬菜水果能促进肠胃蠕动，让消化系统有序运作，高效排毒，从而保持年轻活力。新鲜果蔬中含有丰富的抗氧化成分，可帮助护肤美容，提升人体气色。

降脂食品

饮食中保证低热量、低脂肪，适当控制糖类的摄入量。大蒜、洋葱、豆类等可清除积存在血管中的脂肪，有明显的降低胆固醇的作用。

补钙食品

鸡蛋、牛奶等食物能够保证钙的供应，可防骨质疏松。

抗衰老抗癌食品

富含植物生化素的蔬果，如花椰菜、西蓝花等十字花科蔬菜都是极好的抗衰老和抗癌食物。

19 / 中老年人的午餐"三不"

　　衰老会给中老年人的健康带来挑战，也增加了患骨质疏松症、呼吸系统疾病、心脏病、癌症等疾病的风险，及早作出饮食上的调整，不仅能减少疾病带来的困扰，还能延缓衰老。中国人口老龄化的问题日益严重，目前老年人口已经超过 2 亿，成为世界上老年人口最多的国家。不断增长的中老年群体会给国家的发展带来新的难题，如医疗、就业、养老等问题，关注他们的饮食健康能在很大程度上缓解多种社会矛盾。因此，建议中老年人要掌握健康午餐的秘诀：

> 营养不能单一

　　中老年人要吃得"杂"一点儿，饮食上粗细粮合理搭配、主食品种多样化，不但要保证蛋白质、脂肪、糖类等三大营养素的摄入量，还要补充矿物质、维生素、水等，这样有利于各种营养的吸收和互补。否则营养素的缺失会使机体免疫力下降，病毒便有机可乘。

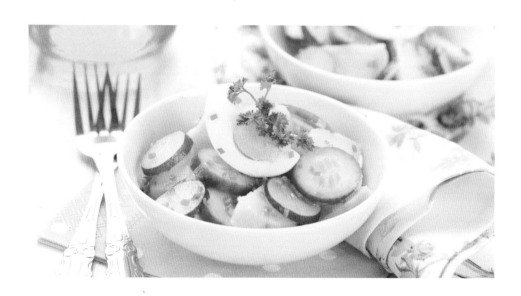

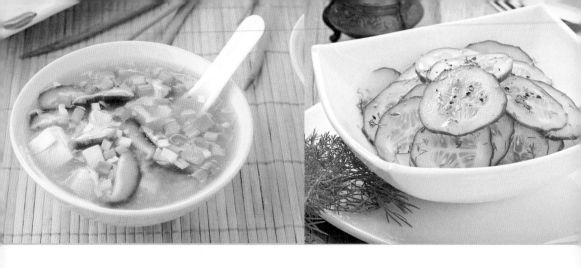

口味不能太重

由于味觉功能的衰退，饮食清淡应该谨记心间，部分中老年人可能并没有意识到自己在饮食中"口味很重"。偏辣、偏咸等都不可取，太辣的食品会对口腔和食管造成刺激，影响本身就在走下坡路的消化系统。另外，摄入过多脂肪易诱发动脉硬化等心脑血管疾病，宜少摄入动物油脂类食物，包括肥肉、猪油、油炸食物等。适量摄入富含维生素、矿物质和纤维素的蔬菜水果能帮助清除身体多余油脂，保护心脑血管。

吃饭速度不宜过快

除了味觉功能，中老年人的消化功能也较为虚弱，午餐本来要摄入的量就比早、晚餐要多，如果吃得太快，那么机体对食物营养的消化吸收就被大打折扣，还可能会被噎着。充分咀嚼食物可以促进口腔内各种酶的分解，减轻肠胃负担，同时有利于消化吸收。因此，建议午餐的用餐时间不能少于 20 分钟。

20 老年人吃饭宜八分饱

常言道"饭吃八分饱，少病无烦恼"，建议老年人每日三餐不可过饱，两餐之间可适当加一些零食。否则长期饱食会引发一系列健康问题。

加重消化系统负担

老年人的消化系统大不如前，运动量的减少使得进食量也随之下降。饮食不宜过饱，否则会使消化系统长期负荷过度，增加肠胃负担。

脂肪堆积诱发疾病

如果摄入量过多又不能及时被消化，过剩的热量就会变成脂肪贮藏起来，体内脂肪沉积容易引发"富贵病"，如冠心病、糖尿病等。

代谢紊乱危害健康

经常饱食还会使大脑代谢紊乱，提高脑动脉硬化风险，而脑动脉硬化与老年痴呆密切相关，从而导致生命衰老。

机体免疫功能下降

饱食使血液集中到肠胃，此时心、脑等重要器官呈缺血状态，也会导致内脏器官过早衰老，机体免疫功能下降，长期如此会危及生命。

21 老年人 "3+3" 饮食原则

老年人肠道功能衰退，消化能力大不如前，而且为了避免肠胃不适，每一口食物都要咀嚼很久，每顿饭耗费的时间也比从前要长。此时，遵照健康的饮食原则可以延年益寿。

何为 "3+3" 饮食原则

每顿不要吃得太饱，遵照 "3+3" 原则，即三顿正餐与三顿加餐结合的方式，以此达到营养的均衡。合理营养可使老年人精力充沛，延年益寿。

这里提到的加餐我们可以将它理解为零食，而不是米饭等主食。零食可不是小朋友或年轻人的专利，老年人适当地吃些零食，对热量的补充和营养平衡是非常有帮助的。

掌握好零食时间

老年人的第一次零食时间可以安排在早餐后 2~3 小时（约上午 10 时），宜选择香蕉、西瓜、橘子、猕猴桃等新鲜水果，以摄入充足的维生素。

第二次零食时间可以安排在午休后（约下午 3 时），一点点儿花生、核桃仁、葵花籽能给身体提供热量。

第三次零食时间可以安排在晚上七八点（如果此时还没有睡意的话）。老年人一般比较早吃晚饭，如果不是很早睡的话在晚上就容易感到饥饿，此时一杯牛奶、一点点儿核桃能补充钙和镁，也有助于睡眠。

营养小贴士

老年人饮食健康知多少：

1.老年人应适量多饮水，防止机体因水分缺失而扰乱生理代谢，并导致皮肤干燥、大便秘结等情况。

2.油炸食品、蛋糕、巧克力等高胆固醇和高热量且营养价值较低的食物不宜成为零食，否则会增加老年人罹患心脑血管疾病和癌症的危险性，如糖尿病、高血压、动脉粥样硬化等。